何でも調べればわかる今、
レジデントノートが
めざすもの

創刊22年目となったレジデントノート。
皆さまの声を聞きながら、
「研修医が現場で困っていること」や「意外と教わらないこと」、
「研修中に必ず身につけたいこと」を取り上げます。

そして、研修医に必要なことをしっかり押さえた、
具体的でわかりやすい解説を大切にします。

救急外来や病棟はもちろん、新しい科をローテートするとき、
あるテーマについて一通り勉強したいときも
ぜひ本誌をご活用ください。

私たちはこれからも読者の皆さまと
ともに歩んでいきます。

研修医を応援する単行本も続々発刊！

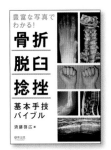 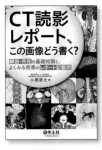 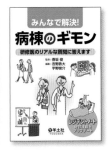 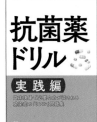 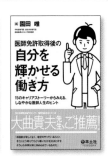

羊土社

神戸徳洲会病院

神戸市垂水区は六甲山を背に明石海峡大橋など美しい海が見えるとても魅力的な街です。出生率が高く若い人が住みたい人気エリアとなっています。
今回、ＪＲ垂水駅前再開発に合わせ当院も徒歩数分の好立地への移転が決まりました。市民が安心、安全に暮らせる社会の一翼を担う理想の病院作りに一から参加していただける方をお待ちいたします。

募集診療科は特に総合内科、消化器外科、小児科、産婦人科を歓迎いたします。
その他の診療科もお気軽にお問い合わせ下さい。

あなたの理想を聞かせてください

Ideal Hospital Project

ご応募お問い合わせ先　徳洲会本部医師人事室　梅垣(うめがき)　℡ 06-6346-2888

 doctor-west@tokushukai. jp

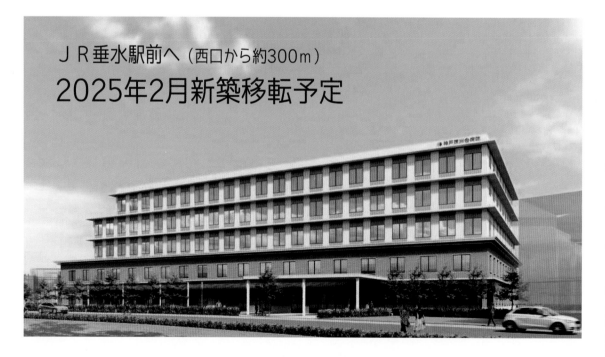

ＪＲ垂水駅前へ（西口から約300ｍ）
2025年2月新築移転予定

レジデントノート

contents 2020 Vol.22-No.13 **12**

特集

外科研修がはじまった！

栄養管理、疼痛・感染対策、外傷対応など
初期研修中に会得しておきたい外科的素養

編集／今村清隆 （手稲渓仁会病院 外科）

▓	特集にあたって	今村清隆	2368

外科医の視点で考える，能力を引き出すための学ぶ習慣

▓	初期研修で学ぶこと：From Lonely to Alone	岸田明博	2370
▓	学びを実践する① アメリカ・カナダでの小児外科医の視点から	宮田 真	2375
▓	学びを実践する② 聖路加国際病院外科チーフレジデントの経験から	吉田拓人，鈴木研裕	2380
▓	情報収集の工夫 デジタル時代にもまれて生き抜く道	清水 徹	2386

症例で学ぶ，外科系の管理・対応

▓	外科で学ぶ栄養管理	岡田尚也	2392
▓	外科で学ぶ感染症診療	田中康介	2402
▓	外科で学ぶ疼痛対策	梅本一史	2408
▓	外科で学ぶ病棟急変対応	藤井正和	2414
▓	初期研修医が学んでおきたい外傷対応	大西新介	2422

研修医のかかわる術前・術後管理

▓	手術に参加する前の準備	高田 実	2430
▓	病棟回診で何をみる？	今村清隆	2434

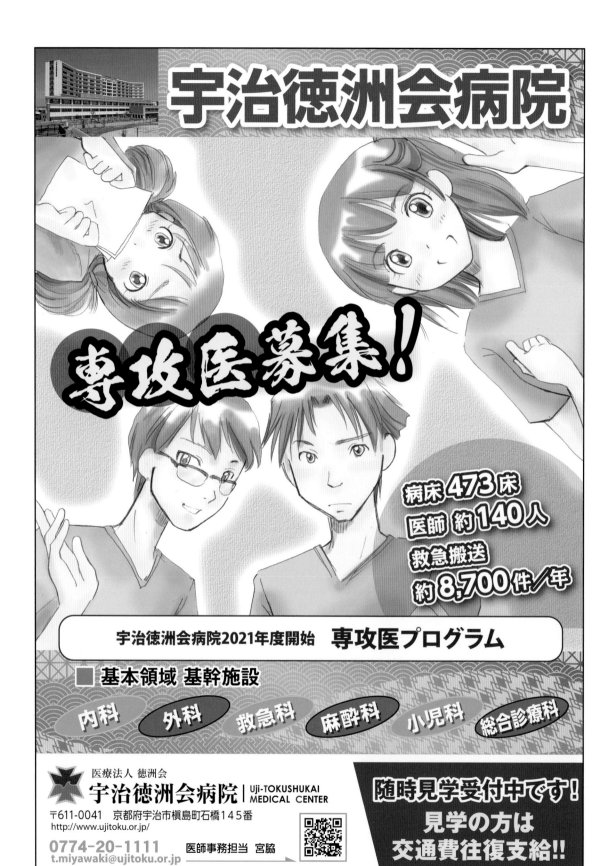

▌ **実践！ 画像診断Q&A**—このサインを見落とすな
  ▶ 発熱と全身倦怠感で来院した80歳代女性 ⋯⋯⋯⋯⋯⋯⋯⋯⋯⋯⋯ 山内哲司　2359
  ▶ 微熱・倦怠感・吸気時の胸痛を主訴に受診した20歳代男性
    ⋯⋯⋯⋯⋯⋯⋯⋯⋯⋯⋯⋯⋯⋯⋯⋯⋯⋯⋯⋯⋯⋯⋯ 川述剛士，山口哲生　2361

▌ 臨床検査専門医がコッソリ教える⋯**検査のTips！**
  ▶ 第45回 「陰性，陽性」表示の落とし穴⋯あなたはご存知！？ ⋯⋯⋯ 土屋達行　2440

▌ **症例から深めるBasic Lab（基本検査所見）**
  ▶ 第9回 原因不明の発熱と肝機能障害で紹介となった
    20歳代後半・妊娠34週の女性（その1） ⋯⋯⋯⋯⋯⋯⋯⋯⋯⋯ 濱口杉大　2442

▌ **画像診断ワンポイントレッスンPart3**
  ▶ 第4回 「熱源精査」のCT～確認すべきポイントは？～ ⋯⋯⋯⋯⋯ 堀田昌利　2449

▌ **よく使う日常治療薬の正しい使い方**
  ▶ アトピー性皮膚炎の治療薬：正しい使い方 ⋯⋯⋯⋯⋯⋯⋯⋯⋯⋯⋯ 加藤則人　2459

▌ **それゆけ！ エコー・レジデント！** 日常診療でのエコーの使いどころ
  ▶ 第2回 エコー下での膝関節穿刺 ～患者も研修医も上級医も安心！
    ⋯⋯⋯⋯⋯⋯⋯⋯⋯⋯⋯⋯⋯⋯⋯⋯⋯⋯⋯⋯⋯⋯⋯⋯⋯⋯⋯ 植村和平　2464

▌ 栄養剤からアプローチ **栄養管理のきほん**
  ▶ 第3回 経腸栄養管理のきほん
    ～開始から維持量到達後まで，基本的な管理方法をおさえよう～ ⋯ 栗山とよ子　2473

▌ **こんなにも面白い医学の世界** からだのトリビア教えます
  ▶ 第75回 サウナは健康によいのか？ ⋯⋯⋯⋯⋯⋯⋯⋯⋯⋯⋯⋯⋯ 中尾篤典　2481

▌ **Dr.ヤンデルの勝手に索引作ります！**
  通読できるように作られた医学書の索引を，市原が勝手に作り直して遊びます。
  ▶ 第2回 心エコーで勝手に索引！ ⋯⋯⋯⋯⋯⋯⋯⋯⋯⋯⋯⋯⋯⋯⋯ 市原　真　2482

▌ **Step Beyond Resident**
  ▶ 第205回 なめたらいかんぜStroke Part5
    ～TIA，帰宅か，入院か，それが問題だ…～ ⋯⋯⋯⋯⋯⋯⋯⋯⋯ 林　寛之　2489

▌ エッセイ **対岸の火事、他山の石**
  ▶ 第231回 手術上達のヒント（その1） ⋯⋯⋯⋯⋯⋯⋯⋯⋯⋯⋯⋯ 中島　伸　2503

書評/2507　書店一覧/2508　バックナンバー/2510　増刊号/2512　次号予告/2513　奥付/2514　広告インデックス/後付　表紙立体イラストレーション/野崎一人

都民1,400万人の 生(いのち) と健康を衛(まも)る
東京都公衆衛生医師募集！
東京都・特別区・八王子市・町田市 保健所医師

〜公衆衛生のフィールドにチャレンジしませんか？〜

公衆衛生医師は、社会全体の健康について考える行政職の医師です。

住民に身近な生活習慣病・母子保健などの健康づくり対策や、感染症発生時の健康危機管理対策等について、医師としての専門知識や技術をもとに評価や判断を行うとともに、様々な分野の事業の企画・立案・実行・進行管理など、行政職としての役割も担います。

公衆衛生行政を通じて社会のために貢献したいという熱意にあふれる皆様をお待ちしています。

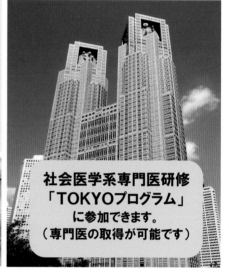

社会医学系専門医研修
「TOKYOプログラム」
に参加できます。
（専門医の取得が可能です）

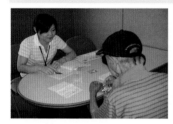

結核患者へのDOTS風景

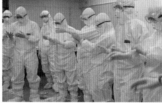

防護服着脱訓練風景

経験は問いません。また、入職前に公衆衛生を専門的に学んでいなくても、研修や先輩医師のサポートがありますので、初めての方でも安心して働くことができます。

【応募資格】　医師免許を取得し、臨床研修を修了した方

【勤務場所】　東京都・特別区・八王子市・町田市の保健所及び本庁

【業務内容】　感染症対策・精神保健・健康相談・母子保健・難病対策等

【勤務条件等】　1日7時間45分勤務、土日・祝日及び年末年始は休み（ただし、緊急時は超勤・休日出勤あり）。年次有給休暇、夏季休暇、育児休業など福利厚生や研修も充実しています。

☆採用のご相談・応募は随時受け付けています！

採用についてのご相談は随時受け付けています。個別面談も実施しており、業務内容の説明もさせていただきます。

また、採用時期のご希望をお伺いすることも可能です。年度途中のご入職もできますので、お気軽に下記までお問い合わせください。

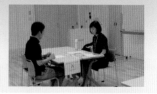

なお、令和3年4月入職のご応募は、令和2年12月4日（金）締切りです。

東京都福祉保健局保健政策部保健政策課公衆衛生医師担当
電話：03-5320-4335（直通）
Ｅメール：S0000282@section.metro.tokyo.jp

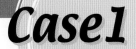

実践！画像診断 Q&A - このサインを見落とすな

発熱と全身倦怠感で来院した80歳代女性

（出題・解説）山内哲司

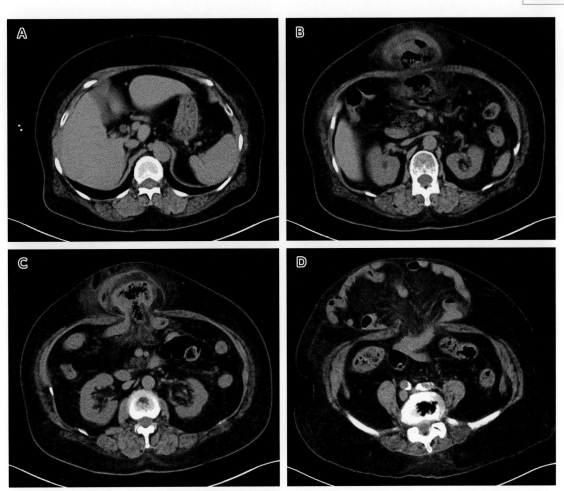

図　腹部単純CT（横断像）
A〜D）頭側から順に，ランダムな4スライスを提示.

病歴

病歴： 前日から38℃の発熱，全身倦怠感が出現.

既往歴： 糖尿病，卵巣嚢腫術後.

身体および検査所見： 体温39.1℃. 腹部膨満. 血液検査上，炎症反応が上昇.

問題

Q1： 腹部単純CT（図）の所見は？

Q2： 診断は？

Satoshi Yamauchi
（奈良県立医科大学 放射線科・総合画像診断センター）

web上にて本症例の全スライスが閲覧可能です.

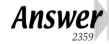

Answer

ある1年目の研修医の診断

腹壁瘢痕ヘルニアがありそうですね．周りの脂肪織濃度も上昇しているようですが．

解答 腹壁瘢痕ヘルニアに伴った横行結腸穿孔

A1：腹部正中に腹壁瘢痕ヘルニアがみられ，横行結腸が脱出している（図B，C）．その背側には糞便の脱出がみられ（図B▶），脂肪織混濁も高度に認められる．

A2：腹壁瘢痕ヘルニア，横行結腸穿孔

解説 腹壁瘢痕ヘルニアは日常よく遭遇する疾患で，手術などにより腹壁の筋が断裂し，その部分を介して消化管などの腹腔内臓器や腹腔内脂肪が皮下に脱出する状態をさす．ヘルニアが認められていても，消化管の通過障害や腹痛や嘔吐といった症状がない場合もよくある．帝王切開も含めた術後性変化が原因であることが多い．消化管が欠損部にはまり込み，強い通過障害をきたしたり，ヘルニア門が小さくclosed loopを形成した場合には絞扼の恐れもあるため手術が推奨される．特にヘルニア内の腸間膜浮腫，腹水がある場合は注意が必要である．また本症例のように血流障害は強くなくても内圧が上昇することで消化管穿孔につながる場合もある．

本症例は，画像診断としては腹壁瘢痕ヘルニアがあること，消化管管腔外に糞便と考えられる構造とその周囲の脂肪織混濁が確認されることから，それほど難しいものではないだろう．なお，free airははっきりしなかった．

本症例は，腹痛症状に乏しく発熱を主訴として来院されたため，（地域の流行の程度にもよるが）今後COVID-19の可能性も考慮しての診療となり丁寧な身体診察が行えない状況が想定されること，患者の肥満が強いため腹壁の皮下脂肪がとても分厚く簡易的な視触診で腹部の膨隆に気づくことが難しかったことから提示させていただいた．前号（2020年11月号）にも記述したが，COVID-19の流行により従来行われてきた診療のプロセスが少し変化し，検査前に安全に十分な身体診察を行えず，鑑別を絞りきれない状態で血液検査やCTが行われるケースが出てきている．いま発熱患者を診る場合，PCRや抗原検査も大切ではあるが，「それらが陰性のときにどうするか」を常に頭に入れながらの診療が求められる．

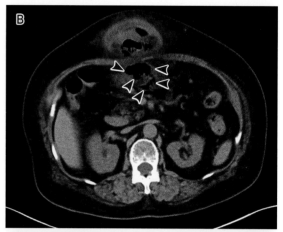

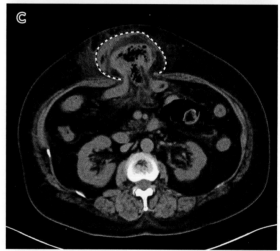

図　腹部単純CT（横断像）
腹壁瘢痕ヘルニア内に横行結腸の脱出が認められる．ヘルニアを形成する腹膜（━━）を挟んで，その内外の脂肪織に濃度上昇が認められる．また▶で囲まれたほぼ空気の濃度の構造は，結腸から逸脱した便塊と考えられる．この周囲の脂肪織にも濃度上昇が確認される．

微熱・倦怠感・吸気時の胸痛を主訴に受診した20歳代男性

（出題・解説）川述剛士, 山口哲生

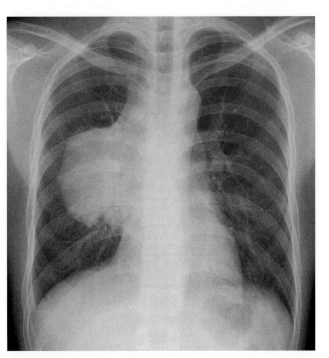

図1　当院初診時の胸部X線写真

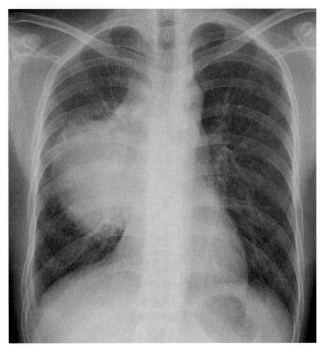

図2　初診から2週間後の胸部X線写真

病歴

症例：20歳代男性.

既往歴：特記事項なし.

喫煙歴：なし. 粉塵吸入歴：なし.

常用薬：なし.

現病歴：来院の2週間前頃から倦怠感があり, 1週間前頃から37.5～38℃の発熱が出現し, 3日前から深吸気時の胸痛を自覚するようになった. 当院初診時の胸部X線（図1）で異常影を認め, 2週間後（図2）に精査目的に入院した.

入院時現症：意識清明, 体温37.4℃, 脈拍88回/分・整, 血圧105/57 mmHg, 呼吸数16回/分, SpO_2 97 %（室内気）. 肺音：ラ音なし.

血液検査：WBC 8,700/μL（Neut 79.3 %）, Hb 13.2 g/dL, Plt 50.1万/μL. TP 7.9 g/dL, Alb 3.8 g/dL, BUN 10.2 mg/dL, Cr 0.78 mg/dL, AST 22 IU/L, ALT 24 IU/L, LDH 362 IU/L, CRP 4.94 mg/dL.

問題

Q1：初診時の胸部X線写真（図1）から考えられる鑑別診断は？

Q2：初診から2週間後の胸部X線写真（図2）の変化から考えて, Q1の鑑別疾患のうち最も考えられるものはどれか？

Takeshi Kawanobe[1], Tetsuo Yamaguchi[2]（1 JR東京総合病院 呼吸器内科, 2 新宿つるかめクリニック）

Answer

縦隔原発非セミノーマ

解答

A1：右肺門部に巨大腫瘤影を認め（図1 ➡），右肺門部血管とのシルエットサイン陽性である（図1○）ことから肺門構造に接する病変と考えられる．腫瘍性疾患では肺門部肺癌，縦隔腫瘍，稀なもので血管肉腫などが，非腫瘍性のものでは多発血管炎性肉芽腫症などが鑑別診断となる．肺膿瘍は末梢肺野から起きるため，肺門構造と連続するような本例では可能性は低い．多発血管炎性肉芽腫症としても他臓器所見が乏しく，まずは腫瘍性疾患を考える．これだけ巨大な肺門部肺癌であれば周囲に無気肺や癌性リンパ管症などの所見を伴うことが多いはずで，それらがないことから縦隔腫瘍を最も考える．

A2：2週間の経過で，腫瘤が急速に増大している（図2 ➡）．20歳代の若年者で急速に増大する腫瘤となると縦隔腫瘍，特に悪性胚細胞腫瘍（セミノーマ・非セミノーマ）や悪性リンパ腫などを疑う．

解説　巨大肺門部腫瘤の一例である．胸部CT（図3）では巨大な前縦隔腫瘍であり，2週間で急速に増大する経過を考慮すると悪性胚細胞腫瘍や悪性リンパ腫をまず疑うが，可溶性IL-2受容体 377 U/mLと上昇なく，造影CT（図4）でangiogram signも認めないことから悪性リンパ腫の可能性は低く，悪性胚細胞腫瘍を最も疑う．悪性胚細胞腫瘍はセミノーマと非セミノーマに分けられ，非セミノーマは組織像の違いで卵黄嚢腫瘍，胎児性癌，絨毛癌およびこれら2つ以上の成分からなる混合型などに分類される．診断には組織生検が必須であり，本例は経皮的生検により非セミノーマのうち卵黄嚢腫瘍（yolk sac tumor）と診断した．卵黄嚢腫瘍は腫瘍マーカーのAFPが異常高値を示すのが特徴であり，本例も初診時に5,813 ng/mL，2週後に11,502 ng/mLと著明な上昇を認めた．また造影CTは内部不均一で辺縁部が特に増強される非セミノーマに特徴的な所見（図4）を示しており，これは内部均一に増強されるセミノーマとの鑑別に有用な所見[1]である．

本例は精巣を含めた他臓器に腫瘍を認めない縦隔原発非セミノーマの一例である．標準治療である導入化学療法（BEP療法：ブレオマイシン，エトポシド，シスプラチン）を4コース施行した後に外科的切除を行い寛解し，以後再発は認めていない．縦隔原発非セミノーマは5年生存率45%[2]との報告もあり，週単位で急速に進行する例もあるが，寛解も見込める疾患であるため，臨床で遭遇した場合には早急に治療に繋げることが重要である．

文献

1)「胸部のCT 第3版」（村田喜代史，他/著），pp384-387，メディカル・サイエンス・インターナショナル，2011
2) Bokemeyer C, et al：Extragonadal germ cell tumors of the mediastinum and retroperitoneum：results from an international analysis. J Clin Oncol, 20：1864-1873, 2002（PMID：11919246）

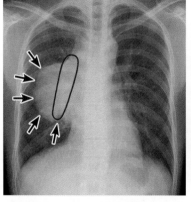

図1　当院初診時の胸部X線写真

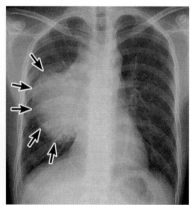

図2　初診から2週間後の胸部X線写真

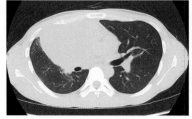

図3　初診時の胸部単純CT写真

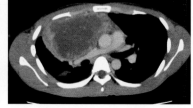

図4　初診時の胸部造影CT写真（縦隔条件）

本コーナーはオンラインでもご覧いただけます：www.yodosha.co.jp/rnote/gazou_qa/index.html

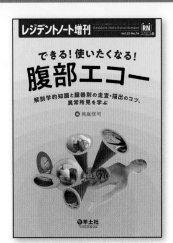

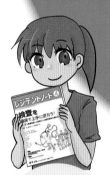
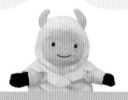

発行 🌀羊土社

大好評

定期購読者限定プラン!

レジデントノート WEB版

レジデントノート通常号（月刊）がWEBブラウザでもご覧いただけます

購入号の全文検索ができる！　　片手で簡単に使える操作系！

ページ拡大ツールで細かい図もよくわかる！

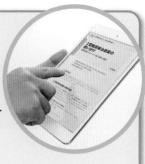

新刊・近刊のご案内

月刊　"実践ですぐに使える"と大好評！

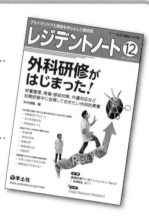

1月号 (Vol.22-No.15)	精神科研修 はじめの一歩 (仮題)	編集／西村勝治
2月号 (Vol.22-No.16)	救急外来・ICUの採血検査 〜選び方と、使い方〜 (仮題)	編集／志馬伸朗

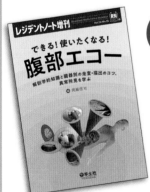

増刊　1つのテーマをより広く，より深く，もちろんわかりやすく！

Vol.22-No.14 (2020年12月発行)	できる！使いたくなる！ 腹部エコー →p.2363もご覧ください！	編集／岡庭信司
Vol.22-No.17 (2021年2月発行)	入院患者の多疾患併存状態 治療の優先順位を考える (仮題)	編集／佐藤健太

以下続刊…

随時受付！
右記からお申込み
いただけます

● お近くの書店で ➡レジデントノート取扱書店 (小社ホームページをご覧ください)

● ホームページから ➡www.yodosha.co.jp/

● 小社へ直接お申込み ➡TEL 03-5282-1211 (営業)　　FAX 03-5282-1212

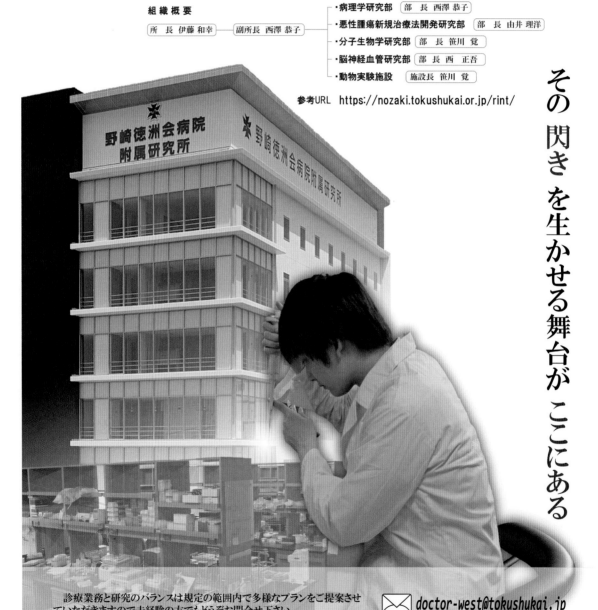

外科研修がはじまった！

栄養管理、疼痛・感染対策、外傷対応など 初期研修中に会得しておきたい外科的素養

特集にあたって ………………………………………… 2368

外科医の視点で考える，能力を引き出すための学ぶ習慣

初期研修で学ぶこと：From Lonely to Alone …… 2370

学びを実践する①
アメリカ・カナダでの小児外科医の視点から ……… 2375

学びを実践する②
聖路加国際病院外科チーフレジデントの経験から … 2380

情報収集の工夫
デジタル時代にもまれて生き抜く道 ………………… 2386

症例で学ぶ，外科系の管理・対応

外科で学ぶ栄養管理 …………………………………… 2392

外科で学ぶ感染症診療 ………………………………… 2402

外科で学ぶ疼痛対策 …………………………………… 2408

外科で学ぶ病棟急変対応 ……………………………… 2414

初期研修医が学んでおきたい外傷対応 ……………… 2422

研修医のかかわる術前・術後管理

手術に参加する前の準備 ……………………………… 2430

病棟回診で何をみる？ ………………………………… 2434

特集にあたって

今村清隆

1 初期研修の目的とは？

　初期研修医が受けている初期研修の目的とは何でしょうか？ 多様な患者背景を考慮して治療にあたれるように，医学部を卒業後すぐに専門教育を受けることでは得られないGeneralな視点を身につけることだと思います．ほかにも，後期専門研修や生涯教育のための礎を築くことがあげられます．

　2020年度から再び外科研修が必修化されました．そこで本特集は，将来，外科だけでなく，どの科に進む方にとっても役に立つような，初期研修中に必ず身につけていただきたいことを意識して編集を行いました．

2 初期研修のゴール ～3つのS

　私が考える初期研修のゴールは，「3つのS」です．

① 学びの「習」慣を身につける
② 情報「収」集能力を磨く
③ 後期専門研修（攻撃力重視）に入る前に「守」備力（栄養，感染，疼痛，救急）を徹底する

　この「3つのS」を軸に，本特集の内容を組み立てました．

　はじめに，学びの習慣をどのように身につけるかと，学んだことをいかに活用するかについて取り上げます．早いうちに学びの習慣を身につけることが成功の鍵となるでしょう．最初に，ロールモデルとして私の恩師でもある岸田明博先生に登場いただきます．その後，初期研修中に身につけておくべき学びの習慣およびその実践や情報収集の工夫について，さまざまな経験を交えて紹介します．普段なかなか聞くことができない話をしていただき，「どうやって医師として生きていくのがよいのか」という指針を示せればと考えています．

次に，外科医の視点から，栄養，感染，疼痛，急変対応についてご解説いただきます．外傷についても，必ず携わることがあると思い加えました．具体的な症例を出しながら，またエビデンスも踏まえながら，実際の考え方や外科的な視点を共有することが狙いです．

最後に，手術参加前の準備，術後回診など上記以外に研修医のかかわる外科業務のポイントに触れています．

3 外科研修の見どころ

思い返すと，私が初期研修をしていた15年前には，3カ月間の外科研修が必修でした．医学部卒業時には内科を志望していましたが，外科研修期間に手術を基点にドラマチックな出会いが次々と起こるのを目の当たりにして，外科になりたいと思うようになりました．外科医になってからも，もちろん嫌になるような合併症も経験しますが，それでも手術によって劇的によくなるのを目にすると，また続けてよかったと思えます．

外科研修中は，日々の採血結果だけでなく，手術を前にして不安でいっぱいだった患者さんが，無事に手術が終わると別人のように朗らかになって退院する姿を見てください．外科医にとって，うまくいったときの達成感が頑張った自分へのご褒美です．外科を選択すれば現実的にはさまざまな葛藤もあるでしょう．成長のためには没頭する時期も必要です．私は最初に，外科医にとって必要なものは，"気概"と習いました．手先の器用さや，解剖の三次元的理解，そんなものは後からついてきます．これを読んでいる多くの方は外科になるわけではないと思いますが，私自身が教わったことをここに記しました．そうすればひょっとすると読者の何名かは外科を考慮してくれるかもしれません．今回の特集が皆様の初期研修のみならず，今後の指針となることを心から祈っています．

Profile

今村清隆（Kiyotaka Imamura）

手稲渓仁会病院 外科 主任医長
専門：消化器外科
オンライン学習が進んだことで，自らの所属施設や地域を超えて，優れた教育機会を求める（授ける）ことが当たり前になってきました．価値観を共有する仲間を増やすことと質の高い内容を効率的に伝えることができる方法を探求することが目下の課題です．ともに新しい時代を切り拓きましょう．

【外科医の視点で考える，能力を引き出すための学ぶ習慣】

初期研修で学ぶこと：From Lonely to Alone

岸田明博

① 初期研修の目的は，「習慣創り」と「目標探し」
② 研修のゴールは「独り立ち」～ From Lonely to Alone ～
③ 医師としてのゴールは「生身の患者さんに，10割の成功率で，自分独りの力で医療が提供できること」
④ 時間管理は「平静の心」への第一歩

はじめに

　卒試，国試も無事乗り越え，2年間の初期研修がはじまっています．期待感と不安感の交錯した複雑な心境は，初期研修開始当初は言うに及ばず，その後も払拭されずに悩んでいる方々もおられることかと思います．学生時代の勉強では通用しないことはわかっていても，では何をどのように勉強したら「できる医師」になれるのか，きっと手探りの状態だと思います．

　初期研修2年間の目標についても，厚生労働省の「臨床研修の到達目標」には多くの達成目標が記載されていますが，学生時代の卒試や国試のような目標と比較して，その具体性と方法論に欠けることが問題です．

　そのような状況のなかで，初期研修医の皆さんが会得しなければいけないことは何なのか．本稿では外科研修以前の重要なこととして，学生時代との比較をしながら，そして，「2年間の初期研修では一人前の医師にはなれない」すなわち「初期研修は一人前の医師になることが目標ではない」というどうしようもない事実を踏まえたうえで，「会得していただきたい研修項目とは何か」について話をさせていただきます．

1 医師としての勉強法

1) 医師としてのゴールを意識する

　　自分に合った，医師としての具体的な勉強法を見つける必要があります．どのような範囲の勉強を，どのようなレベルの深さまで勉強すればいいのか．学生時代のゴールは国試に合格することでしたが，医師としてのゴールは「生身の患者さんに，10割の成功率で，自分独りの力で医療が提供できる」ことです．常にこの医師としてのゴールを意識していれば，自分自身の知識や技量のレベルが自ずと明らかとなります．十分な分野はそのままの勉強を続ければよいわけであり，不十分と判断された分野はより一層の努力が必要だということになります．「患者さん」という要素が必然的に加味される点が，学生時代と同じ勉強法では，医師としては不十分とされる大きな根拠となります．

　　また，勉強に関しては，自ら進んで勉強する態度がとても大切です．指導医や上級医はいつまでも傍にいて助けてくれるわけではなく，前述の通りいずれはすべてにおいて「独り立ち」しなくてはならないからです．

2) 応用力をもたせる「深い学習」

　　同じ疾患でも患者さんごとに異なる対応が要求されるように，知識や技量にも応用力をもたせることが必要になります．そのためには，暗記中心であった学生時代の勉強法を，考える「深い学習」に変える必要があります．「深い学習」により会得された新たな思考過程によって知識や技量の応用範囲が広がり，より多くの症例に的確に対応できるようになります．

3) 病態を理解する

　　応用力をもって的確に病気と向き合うためには，その病態を理解することも大切です．ややもすれば病名という診断をつけることばかりに集中してしまいがちですが，治療する必要があるのはその病的な状態「病態」であって，「病名」とはその病態につけられた名称でしかありません．病名から治療法を選択するのではなく，その病態に応じた治療法を選択することが肝要です．

4) Teaching is learning

　　また有効な勉強法の1つとして「教育」があります．一見逆説的に聞こえますが，自分が学んだことを他人に説明して教えることは，理解していると思っていた自分の知識を再確認できる絶好の機会となります．教えることを面倒がらずに，出し惜しみせずに話してください．話している最中に不十分だと気づかされる場面があるはずです．不十分だと思った箇所があれば，また勉強すればいいだけのことです．教育で最も恩恵を被るのは教育を受けた側ではなく，その教育を授けたそのひと自身だといわれています．

2 タイムマネジメント

1) 優先度・時間配分を考える

　　学生時代と比べて初期研修で大きく変わるものに「時間」があります．働き方改革で病院内に拘束される時間は短くなりましたが，学生時代の自由度に比べるとその差は歴然としています．この違いを意識しながら，なるべく早いうちに医師としての時間の使い方を会得することが実はとても大切です．そのためには仕事や勉強に優先度をつけることや，その時間配分を考えることが必要になります．学生時代の感覚で仕事をしていると，時間は瞬く間に過ぎていき，短くなった時間はそれまで以上の速さで過ぎ去っていきます．時間の過ぎていく速さはそのときに置かれている精神的な状況や社会的な状況に大きく左右されるからです．

2)「平静の心」をもつ

　　初期研修医だけにかかわらず，誰にとっても時間をコントロールできている条件下で仕事をすることが大切です．時間が切迫してくると精神的な余裕がなくなり，「医師としてのゴール」にある「10割の成功率」に黄信号が灯ることとなります．

　　どのような職業でも，精神的な余裕のある状況下で物事を実行することが大切です．経験を積むことが余裕につながりますが，十分な経験のない研修医にとっては，まずは時間的な余裕を創ることが先決です．少なくとも時間的な余裕があれば，何かしらの精神的な余裕をも生んでくれるはずだからです．

3) 時間的な余裕を創るために

　　自分が自由に使える時間的な余裕を創るためにはどうしたらいいのか．それは「やって当たり前のこと」を手早くすませることです．仕事や勉強は「やって当たり前のこと」と「やった方がよいこと」に分類できます．退院サマリーを期日内に書き終えることや，カンファレンスに遅れずに参加することは前者であり，一方，渡された文献以外の文献をも読んでより深く勉強することは後者に分類されます．「やって当たり前のこと」はやって当たり前ですから褒められることはありません．「やった方がよいこと」までして，はじめて褒められ，周りの人たちよりも前に行くことができます．

　　「やって当たり前のこと」をさっさとすませれば，余った時間は自分のコントロール下となり，「やった方がよいこと」にまで手を広げることができるとともに，精神的余裕すなわち「平静の心」をも呼び込んでくれることとなります．

　　時間管理については，そのペースやリズムに変化をもたせることも大切です．いわゆる「ON」と「OFF」の切り替えや適度な「手抜き」を意識的に加えることが，安定した状態を長期的に維持するための秘訣かと考えます．

3 目標：自らの医師像と，医師の未来像

　前述の通り，学生時代の目標は卒試，国試に合格することと明白ですが，初期研修の目標は実はそれほど明確ではありません．

　米国の ACGME（Accreditation Council for Graduate Medical Education：卒後医学教育認可評議会）では核となる6つの能力を six core competency として定めています．

・患者ケア（Patient Care）
・医学的知識（Medical Knowledge）
・診療に即した学習＆向上（Practice-Based Learning and Improvement）
・対人コミュニケーションスキル（Interpersonal and Communication Skills）
・プロフェッショナリズム（Professionalism）
・システムに基づいた診療（Systems-Based Practice）

　これに準拠した到達目標が明示されている施設もありますが，その到達目標に達するための方法論については，日米ともに詳しく書かれたものはありません．

　医師は一生にわたって勉強を続けていかなければならない職業であり，初期研修や後期研修のようなキャリア早期の段階では指導者が助けてくれるものの，それ以降を占めるキャリアの大部分においては，独学で勉強を続けていかなくてはなりません．そのためには，ただ頑張るのではなく，無理なく頑張らせてくれるような何かが必要となります．卒試，国試のために頑張って勉強していたときのことを思い出していただければわかるはずです．それは「医師としての人生の目標」，すなわち，「自らの医師像」にほかなりません．

　明確な目標があれば素直に無理なく頑張り続けることができます．また，目標というものは具体的であればあるほど，その威力を発揮します．「できる医師になろう」ではなく，もっと具体的な自らの医師像を描くことが必要になります．

　自らの医師像を模索するなかで考慮しなければいけないこととして，「近未来の医師像」すなわち，近未来の医療がどのように変化しているかということについて考える必要があります．AIの登場により，医学の進歩は今まで以上の速さと質の変化が予想され，そのような環境下でどのような仕事をしていくのか，医師としての専門性は言うに及ばず，どのような病院や地域で仕事を続けるのかなど，いずれも難問ばかりですが，いずれは答えを出さないといけません．時間の猶予はありそうですが，後期研修への応募期限はすぐにやってきます．

■ おわりに

　初期研修中に習得しなければならないことは，自分に合った勉強法を含めた，よい医師になるための「習慣創り」と自らの医師像を見つけ出す「目標探し」だと言っても過言ではありません．この2つの習得目標を追い求めながらタイムマネジメントにも気を遣い，

それによって得ることのできる精神的な余裕を自らの力とすれば，それは「平静の心」を生み出す源となり，それほどの苦労もせずに「独り立ち」できるはずです．

独りぼっちで不安な"Lonely"の状態から，もう独りでも大丈夫という"Alone"の状態になることが，研修中の期間は言うに及ばず，医師としてのキャリアの最終目標だと理解してください．

2年間の初期研修を修了しても一人前の，すなわち「独り立ち」できる医師になれる方はいません．2年経ってもまだ自信がないことを心配しないでください．しかし，「独り立ち」できるための確固たる方法論はもっていなければなりません．

「今はまだできないけど，このやり方で勉強していけば，あともう何年かで独り立ちできる」……初期研修の修了時に皆さんの口々からこのような言葉が聞ければ，初期研修における指導医としての役目は果たせたものと信じています．

Profile

｜ 岸田明博（Akihiro Kishida）

聖路加国際病院 消化器・一般外科/教育研修センター
医師としての経験をもってしても，いまだにその答えを見つけられないでいることは，AIが大きく関与してくるであろう「医療の未来像」です．限りなく進歩を続けるAIは，医師としての技量においてもやがて人類を凌駕することになります．そのような状況において，われわれ人類ができることは何なのか．AIはコントロールするべき対象なのか，それとも共存するべき対象なのか．未来は無限の可能性を秘めていますが，同時に無限の不透明性にも満ちているように思えてなりません．

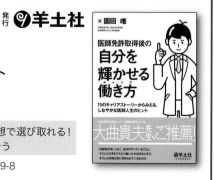

【外科医の視点で考える，能力を引き出すための学ぶ習慣】

学びを実践する①
アメリカ・カナダでの
小児外科医の視点から

宮田　真

① 最高バージョンの自分になることをめざす．それに近い師を見つけ，その師になりきる
② 成書を読もう．1日5分でもいい
③ 手術前のイメージトレーニング・手術後のノート
④「自分が指導医よりも上手い」と思って臨む
⑤ Comfort zone にとどまるな．健全な焦りをもて

■ はじめに

「初期研修は学び方を身につける時期」

「常に pathophysiology を考えなさい」

「常に worst case scenario に備えなさい」

「患者さんの信頼を得ることはある意味簡単．医療者からの信頼を得られるのが本物」

「日頃から患者さんの輪状甲状間膜を触らせてもらいなさい」

「なあなあではいけない．独り立ちすることを目標に」

　これらは日本の初期研修時代に僕が，前項を執筆された岸田明博先生に幾度となく言われていた言葉です．先生の教えを胸に，自分なりに頑張っているつもりでした．研修が終わり初期研修医送迎会にて，「岸田先生に一度も褒められることがなかったのが心残りです」といった旨の冗談交じりのスピーチをしたのを覚えています．このことを岸田先生も覚えていらっしゃって，以後お会いするたびにその話になり当時を懐かしく振り返ります．僕はアメリカで研修する道を選び渡米しましたが，その後すぐに，「なあなあではいけない」

とくり返していた先生の言葉の意味がわかりました．臨床判断力不足，技術不足，さらには毎年全米の外科研修プログラムで一斉に行われるin-service examの出来が悪いなどさまざまな理由でクビになっていく同僚を見るにつれ，うかうかしていられない，努力をやめたら生き残れないという感覚をはじめてそこで知りました．「一度も褒められることがなかった」のは，僕が一度も褒められるに値することをしていなかったからだということを理解しました．

　本稿では，医学部卒後18年目の現時点で僕が思う，研修医の先生にとって重要な習慣や心構えを記させていただこうと思います．基本的で常識的なことが多いですが，僕は今でも大切にしています．

1 最高バージョンの自分になることをめざす．それに近い師を見つけ，その師になりきる

　よいメンター・ロールモデルを見つけることは大事といわれますね．自分の興味，長所，性格を考えたときに，一番よいバージョンの自分になることをめざしましょう．そのために最もやりやすい方法は，最高バージョンの自分のイメージに近い師を見つけることです．その師の病棟・外来・手術室での立ち振る舞いを観察し，「○○先生だったらこうするだろうな」というふうに，その師になりきった行動をしてみましょう．

　今まで僕も，スーパースターのような医師を何人も見てきましたが，自分の努力の延長線上にその人がいないという場合がよくありました．明らかに長所や性格が違う場合です．「最高バージョンの自分」と言ったのはそういう意味です．例えば僕がアメリカ小児外科学会の理事長をめざすのは，能力的にも性格的にも不可能だということは，自分でわかっています．自分の身の丈を自覚することは，成功を諦めることでは決してなく，むしろ大事なことです．

2 成書を読もう．1日5分でもよい

　忙しい研修業務のなかで本を読む時間を確保するのは難しいですが，不可能ではありません．1日のなかで無駄にしている時間が必ずあるはずです．読む習慣をつけましょう．まずは5分からでもいいのです．運動・勉強など，はじめるのは億劫だけど一度はじめてしまえば軌道に乗り，終わった後も実に清々しいという経験のある人は多いのではないでしょうか．ですからハードルを低く，5分読むことを目標にはじめてみましょう．

　また，俗に言うアンチョコ本もよいものがたくさんありますが，できれば外科医として共通の基本知識が身につくような成書を，1冊通して読むことに挑戦してみてください．「Sabiston」[1]，「Cameron」[2]，「Schwartz」[3]はどれも体系的に書かれた素晴らしい外科の成書です．日本語の成書でこれらのように良く書かれたものを僕はあまり知りませんが，

もしあればそれを使ってももちろん構いません.

　同志が集まって勉強会をすればよいペースメーカーとなり,モチベーションの維持にもつながるでしょう.例えば,1週間に1つのチャプターを読み,1人5問ずつ問題をつくってきて残りの人が答えるというやり方があり,この方法だと1人がプレゼンするよりも双方向的で,全員が読むモチベーションにもつながります.勉強会は研修医だけで開いてももちろんよいですが,できれば1人,博識な指導医がいてコメントを適宜もらったり,実際の臨床例を絡めた話をしたりしてもらえるとより理解が深まり,記憶に残りやすいでしょう.

　先ほど,5分でもよいと言いました.ポイントは,肉体的・精神的に辛いときでも5分は読むということです.「こんなに辛いときでも読めた」という経験が必ず自信になります.そうやって自分に酔うことが続ける原動力となります.

3 手術前のイメージトレーニング・手術後のノート

　手術に入る前には必ず頭のなかでシミュレーションしましょう.体位はどのようにして,どのようなパッドを入れて,抗菌薬は何を準備して,必要な器械はこれとこれがあることを確認して…といったことからはじまり,皮膚切開はどこで,ここは何号のどんな糸や針を使って…といった細かいところまですべて網羅します.完璧な手術だけでなく,予想外の出血や予想外の解剖など,いろいろなシナリオを想定して頭のなかで準備しておきましょう.本番はそれを辿るだけです.

　手術が終わったら,大事なポイントを記録に残しましょう.手術記録を集めることもできますが,それでは後で見直すときに手術ごとのポイントを見つけにくいので,僕は主に手術書に書き込んでいます(図).その他にも,ノートに手術ごとのステップを事細かに書いて,自分の手術書をつくる人もいますし,Evernoteなどオンラインで手軽にアクセスできるものを使って記録することもできます.自分なりのシステムをつくって積み上げていきましょう.そうしてできたものは財産になります.

4 「自分が指導医よりも上手い」と思って臨む

　心構えとしては,ある程度基本手技に自信がついた後は,「自分が指導医よりも上手い」と思って臨むことで,より能動的に手術に入ることができます[5].研修医は特に,ややもすると「筋鉤を持っているだけ」「言われたときに吸引するだけ」「言われた通りに視野展開しているだけ」と受動的になってしまいがちです.指導医の一つひとつの動きを見て,「何でここは逆針にしないんだろう」「ここは体外結紮した方が絶対早い」などと,頭のなかで常に評価することで,より積極的に手術に臨むことができ,結果得るものも多いです.もちろん,それを口に出して指導医に訴えるときは,それなりの言い方やタイミングに配慮が必要ですが.

　研修医の皆さんが,卒後30年目の先生と手術に入り「自分の方が上手い」と思うのは,

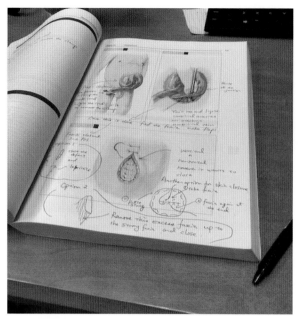

図 手術のポイントを書き込んだ手術書

写真の書籍は「Pediatric Surgery」[4].

無理があると思う人もいるかもしれません．そんな人にはもう1つ，「この手術は二度とみられない」と思い込むやり方もあります．もうみられないかもしれないと思うことで，手術の細部をできるだけ観察したいという心理が働きます．能動的に手術に参加するという意味では1つ目のやり方と同じです．

　カーナビを使って何度も通ってよく知っているはずの道でも，カーナビがなくなった瞬間どこで曲がるのか急にわからなくなったりする経験はおありでしょうか？ 僕はあります．手術も同じで，受動的に言われるがままにやっていては何年経っても上達はしないかあっても緩やかです．これは前述 **3** ともつながりますが，「手術がはじまったら指導医がなんだかんだで教えてくれるだろう」という甘えは捨て，すべて自分がやるという心構えでいることが，独り立ちへの近道です．

5 Comfort zone にとどまるな．健全な焦りをもて

　自分が得意であったり，簡単な手技・手術ばかりをやっていても成長はありません．ある程度できるようになれば，少し難しく感じる手技・手術にも積極的に入れてもらいましょう．

　北米での外科研修には，症例の多さもさることながら，研修の期限がはっきりと決められており，例えば一般外科であれば5年ですべてを習得しなければという，「健全な焦り」をもつことができる土壌がシステムとして存在します．さらに上をめざすなら努力を続けるしかありません．

とはいえ，日本にいながら，「努力をやめてしまえば生き残れない」という感覚をもつのはなかなか難しいので，「健全な焦りをもて」に関しては言うは易く行うは難しです．強いて解決策をあげるなら，ライバルをもつこと，刺激をもらえる仲間を見つけること，でしょうか．

おわりに

研修を真剣にやっていればいるほど，失敗や挫折があり，心が折れそうになることもあるでしょう．それは研修が終わっても同じです．僕も，大小さまざまな失敗とそれを乗り越えることをくり返して今に至りますし，これからもくり返すと思います（北米外科研修にご興味のある方は僕のブログ "The Making Of A Pediatric Surgeon" 参照[6]）．心が折れそうなときはとにかく患者さん中心という初心に帰るようにしています．よい医療をすること一点だけを見つめてやっていれば，ほかの副次的なもの（周囲の自分に対する評価，昇進など）は後からついてくるはずです．それでいて，Take your job seriously, but don't take yourself too seriously. ときには自分を笑い飛ばしましょう．Good luck !

引用文献

1 ）「Sabiston Textbook of Surgery：The Biological Basis of Modern Surgical Practice」（Townsend C, et al, eds），Elsevier, 2016
2 ）「Current Surgical Therapy, 13th Edition」（Cameron JL & Cameron AM），Elsevier, 2020
3 ）「Schwartz's Principles of Surgery, 11th ed」（Brunicardi FC, et al, eds），McGraw-Hill Education, 2019
4 ）「Pediatric Surgery」（Puri P & Höllwarth ME, eds），Springer, 2019
5 ）「SKILL：40 principles that surgeons, athletes, and other elite performers use to achieve mastery」（Ahmad CS），Lead Player LLC, 2015
6 ）The Making of A Pediatric Surgeon（Shin Miyata）
　　http://shinmiyata.blog87.fc2.com/

Profile

宮田　真（Shin Miyata）

Assistant Professor
Pediatric General and Thoracic Surgery
SSM Health Cardinal Glennon Children's Hospital
St. Louis University School of Medicine
2003年岡山大学医学部卒業．日本で5年間主に一般外科で研修後渡米．Providence Hospital, University of Maryland Medical Center, Children's Hospital Los Angelesで一般外科レジデンシー，小児外科集中治療フェローシップを修了．ロサンゼルスで約5年間の一般外科アテンディングを経て，独学で身につけたフランス語を武器（？）にモントリオールCentre Hospitalier Universitaire Sainte-Justineでの小児外科フェローシップを修了し現職に至る．

【外科医の視点で考える，能力を引き出すための学ぶ習慣】

学びを実践する②
聖路加国際病院
外科チーフレジデントの経験から

吉田拓人，鈴木研裕

① 朝の時間を有効に使い，やらなければならない仕事を先に終わらせる

② ロールモデルを見つけ，その具体的な方法論を身につける

③ 1症例もとりこぼさず大切に．自立するまで，手技は完全コピーを

はじめに

　　本誌を手にとっている方の多くは，今現在，学生や若手医師であるかと思います．なかには，満足のいく成長が感じられず，将来に対する漠然とした不安を抱えている人も多いのではないでしょうか．かくいう私も，初めのころは将来のビジョンがなかなか見えず，不安を抱え研修していました．しかし，医師7年目となった今は，その不安は払拭されました．それは，目標や方法論が自分のなかで確立したからだと思います．今回はこれらの方法論について，聖路加国際病院の外科チーフレジデントを務めたときの経験を通してお話しします．ご紹介する内容は私なりの方法ではありますが，少しでも若手医師にとって明るい道標となれればと思います．

1 聖路加・外科チーフレジデントの業務内容

　　まず自分に与えられたテーマをお話しする前に，聖路加国際病院の外科チーフレジデントがどのように仕事をしているかを紹介させていただきます[1]．

　　後期研修の最終学年である医師7年目で外科チーフレジデントに就任しますが，業務内容は多岐にわたり，病棟管理や予定手術症例の最終確認，勤務シフトや手術アサイメント（手術に入るメンバーを決めること）の作成，カンファレンス準備，他部署への連絡，委員

会参加など膨大な事務仕事に加え，多くの手術に参加し，空いた時間は他科からのコンサルト対応をしています．これらを法定に則った労働時間内に収める必要があり，非常に密度の濃い研修生活を送りました．

　聖路加での外科チーフレジデントの最大のメリットは，膨大な仕事量の代わりに，希望しただけ手術に入ることができ，また，通常なら若手ではかかわれないような病院運営に携わることで広い視野が得られ，医師としての確固たる礎を築くことができるという点でしょう．その代わりにこの1年，管理者として外科で起こるすべてのことの責任は自分にある，という決意をもってチーフレジデントの業務に臨む必要がありました．このような経験のなかから，私なりに感じた研修医のうちに取得しておくべき，仕事のしかた，勉強方法，そして外科医として何よりも大事な手術手技の身につけ方についてお伝えしたいと思います．

2 多忙ななかで業務をいかに効率よくこなすか？

1) やらなければならない仕事を先に終わらせる

　前の項目で岸田明博先生もおっしゃっていますが，膨大な仕事を目の前にしたときには，まず優先順位をつけ，絶対にやらなければならない仕事は先に終わらせましょう．私が後輩によく言っていたのは，**手術がはじまるまでに回診，オーダー，カルテ記載を終わらせる**ことです．さらに，**担当の勉強会は発表の1週間前にスライドを完成させましょう**．あらかじめわかっている絶対にやらなければならない仕事を早めに終わらせる癖をつくることで，時間的な余裕が生まれ，おのおのが自分の勉強時間を確保できます．

2) 朝の時間を有効に使う

　自分の時間を確実にとれるのはいつでしょうか？　日中の業務がはじまってしまうと，何かと時間がとられ，そのうち夜になり，睡眠不足になってしまいます．時間をつくるうえで大切なことは，**朝の時間をいかに有効に使えるか**だと思います．『今日，自分は夜7時の飛行機に乗らなければならない』というつもりで，朝から時間を無駄にしないことです．

3) レスポンスを早くし手元に仕事を残さない

　そして，**レスポンスを早くする**ことも大切です．メールは読んだときに返信し，頼まれた仕事は，その週のうちに返事をします．自分の手元に仕事を残さず，返事を待つ時間の割合を長くすることで，どんどんと仕事が回っていくはずです．

　これらはあくまで1つの方法論に過ぎません．一番言いたいことは，**時間的余裕ができれば，精神的余裕が生まれる**ということです．そのためには努力して時間をつくる癖をつけないといけません．常に落ち着いて仕事ができている人は，これまで相当努力されてきたのだろうと思います．

3 挫けそうなときに心の支えとなるのは？

1) 心の支えとなるロールモデルを見つけよう

　強くお勧めしたいことは，自分のロールモデルを見つけることです．それだけでも心の支えになります．新型コロナウイルスの影響もあって，最近は多種多様な媒体から情報が得られます．多くの医師の話を聞き，良きロールモデルを見つけてください．もし見つけることができれば，可能であれば一緒に働くか，その方が育った環境で研修を積めるとよいと思います．そうすることで，何かしらの方法論が見えてくるはずです．『この先生は今までずっとこのように過ごしてきたから，今こうして活躍しているんだ』という方法論がわかれば，自信をもってより具体的な目標をめざして働けるはずです．

2) 具体的な方法論

　以下，聖路加国際病院 消化器・一般外科で学び，今後も個人的に継続していこうと思う方法論をいくつか紹介させていただきます．

❶ 後輩指導をする

　よくある講義形式のレクチャーで，一番勉強になっているのはレクチャーをしている人自身です．人に何かを指導するときには，その何倍も勉強する必要があり，また話すことで自分は何がわかっていないかが明確になってきます．指導するときは，表面をなぞる（scratch the surface）のではなく，基礎医学のレベルにまで落とし込んだ深い知識を伝えるように注意しましょう．チーフレジデントの期間に後輩のレジデントたちにさまざまなレクチャーをしましたが，一番勉強になったのは紛れもなく自分であったと思います．

❷ M＆Mカンファレンスに参加する

　手術をしていく以上，必ず合併症に遭遇します．したがって，合併症をゼロにしようとすることも当然大切ですが，より重要なのは，合併症の経験を次に活かすことだと思います．Morbidity & Mortality（M＆M：合併症および死亡）カンファレンスでは症例の経過や参考文献をまとめ，ディスカッションし，次につながる知見を得ていきます．ある有名な英語のフレーズに *"Good Judgement comes from experience, and experience comes from bad judgement.*（よい判断は経験から生まれ，その経験は誤った判断から生まれる）" という言葉があります（起源は諸説あります）．真摯に患者さんに，そして合併症に向き合い，反省し，次につなげていくことがわれわれ医師の責任だと思っています．

❸ ジャーナルクラブに参加する

　当時行っていたのは，外科系のインパクトファクターの高い雑誌（Surgery，Annals of Surgery，JAMA Surgeryなど）を1つ選び，その月の論文すべてのabstractをレビューしていくというものでした．掲載される論文には必ずトレンドがあり，それを知るのにとても有用な勉強方法です．何かしら自分の研究テーマにつながるようなネタが落ちている可能性もあります．

　誌面の関係上，すべては書き切れませんが，上記が特に重要と感じたものです．新たな勉強方法を模索している方は，ぜひ参考にしてみてください．

4　手術手技をどうやって学ぶか？

　ここでは内視鏡手術についてお話しさせていただきます．内視鏡手術は，患者アウトカムの改善に寄与していますが，最大の問題点は習熟に時間がかかることと感じます．オランダから発表された4施設9名の外科医を対象とした胸腔鏡下食道切除術の習熟度に関する臨床研究によると，食道癌および食道胃接合部癌において一次アウトカムを縫合不全としたとき，一般的な縫合不全の発生率（8％）に落ち着くまで，平均で119症例要したというデータが発表されました[2]．これは極端な例かもしれませんが，このことは我流で内視鏡手術をこなすだけでは，一般病院では安定した技術レベルに到達するのに相当の年数がかかることを示唆しています．若手ながら思うことは，内視鏡は開腹と違いスペースが限られている分，最適な動作の選択肢は少ないということです．したがって，ロールモデルとなる医師をこの人！と決めたら，完全に動作をコピーすることが近道だと思います．

　そのために，まず自分は米国外科学会が実施している鏡視下トレーニングプログラム（Fundamentals of Laparoscopic Surgery：FLS）を参考にしドライボックスでの練習をしました（表）[3]．特に縫合の練習が重要と感じますが，独学でコツが掴めない方は，外部の講習を受けるのも1つです[4]．また，手術に入る前は，オンラインで達人外科医の手術動画を見て，手を動かしながらイメージトレーニングをしました[5, 6]．手術が終わったら記憶が鮮明な内に終了直後の手術室内で振り返りました．さらに，カナダのMcGill大学で作成されたGOALS[7]という評価方法を用い上級医に採点とフィードバックをもらい，いつでも見返せるよう記録を残しました（図）．これによって術後の時間を有効に使うことができますし，残した記録は，後に自分の手術を復習するときに非常に有用です．

　手術手技は常に理論に裏打ちされています．発生学や解剖学，デバイスの原理[8]などを熟知し，個々の症例でのポイントを押さえ，1症例も無駄にしないよう，大切に経験して

表　FLSを参考にした手技の練習の流れ

	身につけるべきタスク	制限時間
1	ゴム輪受け渡し	60秒
2	ガーゼ切り抜き	120秒
3	ループ結紮	60秒
4	体腔外結紮法	180秒
5	体腔内結紮法	120秒

Step1：5つのタスクを行いタイムを計測する．
Step2：それぞれ設定した制限時間内で行えるよう練習する（ここでの制限時間は聖路加国際病院で独自に設定したもの）．

教育評価GOALS	深さの認識	5
	両手操作	5
	効率	4
	組織の操作	4
	自立しているか	5
	症例の難易度	2

【コメント】
剥離操作の際に，やや腹膜が裂けている部位あり．腹膜が薄い症例であり，許容範囲内であるが，腹膜縫合の際のテンションに関与してくるためもう少しジェントルな操作をするとますますよい．
メッシュ展開の際，腹側中央部分の位置を意識すると（この場合外側方向へ展開する）よりスムーズになると思われる．
剥離範囲は十分．縫合技術は無駄がなく大変良い．

図 実際の腹腔鏡下鼠径ヘルニア修復術直後の手術室での記録
各評価項目は5点満点．各項目の平均点が最終スコアとなる．

いく必要があります．少ない症例数でも一例一例を大切に経験していくことで大成した外科医も多く見てきましたし，その逆も然りです．

外科を志望する初期研修医の方々は，まずはFLSのタスクから挑戦してみてはいかがでしょうか？

おわりに

初期研修医当時の自分を振り返ると，1日でも早く独り立ちしたいと思う一方，果たして自分はいつ一人前になれるのか，このままで一流の医者になれるのかと悩み，漠然とした不安を抱えていました．当然，その頃と同様，まだまだ学ぶべきことは莫大にあり，1人で診療を完結できる疾患も非常に限られています．しかし，目標や方法論が確立した今，日々，自信をもって仕事ができていると感じます．『こうやって働いて勉強していけば，自分はあと何年くらいで一人前になれる』，そういった感覚が今から後期研修修了までに，皆さんのなかに芽生えてくることを願っています．

引用文献

1）聖路加国際病院 専門研修 外科：
http://hospital.luke.ac.jp/recruit/senior/surgery.html

2）van Workum F, et al：Learning Curve and Associated Morbidity of Minimally Invasive Esophagectomy: A Retrospective Multicenter Study. Ann Surg, 269：88-94, 2019（PMID：28857809）

3）Society of American Gastrointestinal and Endoscopic Surgeons. Fundamentals of Laparoscopic Surgery：
https://www.sages.org/wiki/fundamentals-laparoscopic-surgery/

4）日本内視鏡外科学会 公認研究会・後援講習会：
http://www.jses.or.jp/member/association.html

5）ESS WEBSITE ETHICON（会員限定，無料）：
https://eesj.jp/WebAuth/user/login/login.aspx?Role=eesjapan&CallURL=http%3a%2f%2feesj.jp%2findex.html&transferURL=http%3a%2f%2feesj.jp%2flogin%2flogin_after.aspx

6) がん@魅せ技（会員限定，無料）：
https://www.misewaza.jp

7) Vassiliou MC, et al：A global assessment tool for evaluation of intraoperative laparoscopic skills. Am J Surg, 190：107-113, 2005 (PMID：15972181)

8) Fundamental Use of Surgical Energy™ (FUSE)
https://www.fuseprogram.org/

Profile

吉田拓人（Takuto Yoshida）

北海道大学 消化器外科学教室Ⅰ
後期研修を終え，地元の北海道で仕事をしています．肝胆膵，肥満症，ヘルニア，救急に興味があり，いつかそれらをロボットで手術したいと思っています．外科にはまだまだ可能性がたくさんあります．外科に少しでも興味のある方，ぜひ一緒に日本の外科を盛り上げていきましょう！

鈴木研裕（Akihiro Suzuki）

聖路加国際病院 消化器・一般外科
私自身も10年以上前に聖路加外科チーレジを勤めました．現在は職場環境も改善され，外科チーレジも心身ともに充実した状態で診療および後輩の指導にあたっています．聖路加での外科専門研修に興味のあるレジデントの先生方は，ぜひ見学にいらしてください．病院ウェブサイトから応募可能です．お待ちしています！

【外科医の視点で考える，能力を引き出すための学ぶ習慣】

情報収集の工夫
デジタル時代にもまれて生き抜く道

清水　徹

① 自分のPCにデジタルライブラリーを構築しよう
② モニターとPCは，自宅と勤務先の病院に1台ずつ！
③ クラウド化して論文，手術記録のスケッチも快適に管理しよう

はじめに

　院内に無線LANが飛び，患者にiPadを見せながらインフォームドコンセントをとるのが当たり前になりつつある現代，いかに効率よく医療情報をデジタル化して操るかが重要になります．私はIT系経営コンサルタント会社に勤めていた経験から，情報をデジタル化し管理することの有効性は医師になる前から実感していました．その後，研修医時代を経てさまざまな試行錯誤を重ね，現時点でのベストなやり方にたどり着きました．

　「本や論文は紙で読まないと頭に入らない」と言って，本棚にズラリと医学書を並べたり，何十ページも論文をプリントアウトしたりしていませんか？ 果たして目の前に並んだ医学書をどのくらいの頻度で読むのでしょうか？ プリントアウトした論文を読んだ後の保管はどうするのでしょうか？

　本稿では私が実践しているさまざまなデジタル化関連テクニックを紹介していきます．

1 サブモニターは必須

　まず第一歩として，デジタル化されている本をストレスなく読み，論文をプリントアウトせずにそのまま読むために必須のアイテムは，モニターです．ノートPCとは別にモニターを購入します．可能であれば自宅と勤務先病院とに1台ずつ．PCも自宅と勤務先に

Before

After

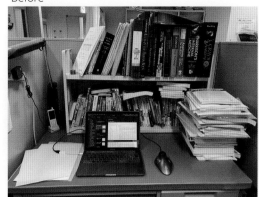
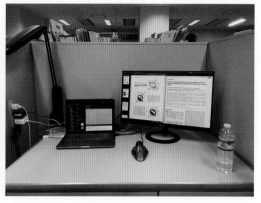

図1 本棚にズラリと並ぶ本（Before）→ PCとモニターだけの机（After）

1台ずつあるのが理想です．私は23.8型のモニターを使用しています．1万円台で買える製品で十分です．この大きさがあれば，論文や教科書を読むのに全く抵抗がなくなります．また，PCとモニターの2画面になるので，論文を見ながらパワーポイントでプレゼン資料をつくったり，解剖書を見ながら手術記録を書いたりなど，効率よく作業ができるようになります（図1）．

「デジタルだと本や論文にマーキングしたり書き込みしたりできないのでは？！」と思う方も安心です．デジタル化してもPDF編集ソフトなどでマーカー機能や書き込み機能をストレスなく使用できます．手書きで書き込みたい場合は，iPadのようなタブレットでGoodNotesなどのアプリを使って本や論文を読むようにすれば，Apple Pencilなどのスタイラスペンで紙同様に書き込むことができます．

2 本棚の本をデジタル化する

いったん自分のPCにデジタルライブラリーを構築してしまえば，勤務先異動や海外出張の際，本をもち歩く必要がなくなります．ではどうやってデジタル化するのがよいでしょうか．

まず書籍については，徹底的に電子書籍アプリを使うことです．英語の本は，Kindleなどの電子書籍でほぼカバーされています．日本語の医学書も，さまざまなアプリが出てきており，デジタル化が進んでいます．

論文は，プリントアウトするのを辞めることからはじめましょう．PC上で適切に整理して保存すれば，過去に読んだ論文にすぐにアクセスできます．英語論文の場合，モニターやタブレットを使えば，知らない単語の上にマウスを乗せるだけで翻訳が出てきて，辞書機能を有効に使えます．

3 デジタル化のメリット

デジタル化には下記のようにさまざまなメリットがあります．あとは慣れるだけです．

1) 検索が容易

デジタル化する最大のメリットの1つは，検索機能を使って自身がもつ膨大な情報を横断的に検索ができるという点です．

クラウド内にPDF化された論文を保存しておけば，検索スペース欄にキーワードを入れるだけで，論文の題名だけでなく内容まで検索範囲を広げて，該当する箇所を表示してくれます．

各種電子書籍アプリでも同様に検索機能がついています．また，目次からワンクリックで該当章にたどり着けます．紙の本のように，巻末の索引からページ数を見てパラパラと本をたどる必要がなくなります．こういう細かい無駄な時間をいかに減らしていくか，これが忙しい現代の医師の戦う姿です．

2) どこからでもアクセスできる

必要な知識に最短でアクセスするためには，クラウド化した情報をいかに整理するかが重要です．私は主にEvernoteとDropboxを使用しています．Evernoteはメモの蓄積に，Dropboxはファイルの保存に有用です．

❶ オススメその1：Evernote

例えば，回診時に上級医から聞いた内容を書いたメモや，走り書きした絵などを，自分のスマホで写真に撮って，そのままEvernoteの受信トレイであるInboxに入れておきます．これを後で落ち着いてから仕分けます．Evernoteは細かくフォルダ分けできるので，整理がしやすいです．仕分けの段階でさらに疑問点を文献で調べたりすれば，耳学問が自分のモノとなりやすいです．

また，ウェブサイトやPDFで見つけた臨床に役立ちそうな写真や図表は，スクリーンショット〔Shift＋Control（または⌘）＋4〕で撮って，どんどんEvernoteに入れておきます．私は手術記録や調べた情報などすべてをEvernoteにフォルダ分けして保管しています．

Evernoteのもう1つの優れた点は，書き込めば即座に同期され，ほかのPCやスマホですぐに見ることができることです．例えば急に慣れていない処置をすることになった場合，手順や準備する物品をスマホで確認することができます．

❷ オススメその2：Dropbox

次にお勧めのDropboxは，クラウド上でのファイル管理に優れたソフトウェアです．クラウド上にデータがあれば，ハードドライブが損傷してデータが消えたり，家にデータを忘れてきたから作業が進まない！と嘆いたりすることがなくなります．

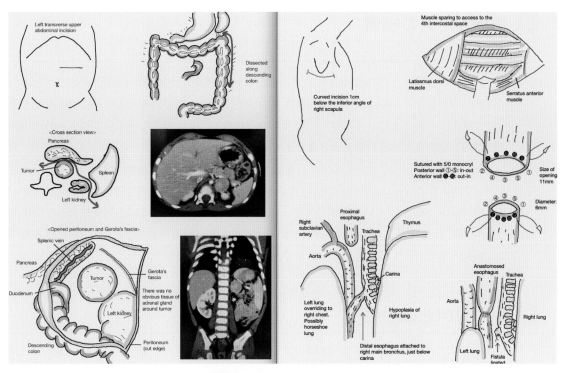

図2 スケッチ入り手術記録

　メモの整理にEvernote，ファイルの整理にDropboxを使いこなすと，知識の整理がかなり楽になります．

　なお，当然ですが，データをウェブ上に載せる際の個人情報の取り扱いには十分な注意が必要です．手術記録などをまとめる際には，必ず個人を特定できないようにしましょう．

3) 手術記録のスケッチもデジタル化する

　外科医にとって，手術のスケッチを描くことは非常に大事な作業の1つです．研修医でも手術記録を自分で絵にしてみるとより理解が深まります．スケッチのデジタル化は，私にとって長年の課題でしたが，スタイラスペンの登場ですべて解決しました．

　私が使っているのはNoteshelfというアプリです．スケッチを描く際に，非常に楽に色をつけたり修正したりできます．CT画像を小さく貼り付けたりすると，よりわかりやすい手術記録になります（図2）．Evernoteに残しておいた手術記録と一緒にスケッチも添付できるので，すぐに見直すことができます．

4 医療ソースの検索

　最新の知識を得るには，論文などの電子媒体にアクセスする必要があります．

　ここで，いきなりPubMedにアクセスしないのがコツです．DynaMedやUpToDateなど，ガイドラインやエビデンスがわかりやすくまとめられている二次資料でまずあたりをつけて，そのうえでさらに詳しく知りたい内容や，参考文献となっている論文をPubMedで探しにいくという習慣をつけることをお勧めします．

　その他の有用なサイトとして，日本語の論文検索なら医中誌Web，腫瘍のガイドラインはPDQ（Physician Data Query）があります．私の専門の小児外科なら，Seminar of Pediatric Surgeryというガイドライン的な位置づけの雑誌や，米国小児外科学会が提供するStay CurrentというPodcastなどがあります．PodcastはGoogleで検索すれば各専門領域のものがいくらでも出てくるので，探してみてください．

5 EndNoteの活用

　通常，文献検索をしたら，Dropboxなどでフォルダ分けして管理している方が多いと思いますが，EndNoteですべての文献を管理するのも1つの方法です．

　EndNoteは，文献に特化したツールで，文献保管フォルダとしても使いやすいですが，最も力を発揮するのは論文作成時です．作成する論文のフォルダを個別につくってまとめておいて，WordファイルにドラッグするだけでReference一覧がジャーナル規定のフォーマットで作成されます．

　自分が書いている，または書こうとしている論文のReferenceに入りそうな文献は，Endnoteに取り込みつつ，Excelなどで別に表にして，各論文のポイントとなる部分をコメントとして書いておけば，Discussion作成時に便利です．論文をフォルダに入れておくだけでは，振り返った際に重要な点を把握するのが困難で，またイチから読まなければならなくなり時間のロスになってしまいます．

6 実は大事なのが…

　初歩的かつ基本的なところですが，意外とできない，知らない人が多いのが，ブラインドタッチとショートカットキーです．PCと向き合う時間が多くなると，いかに効率的に作業できるかが重要になります．ブラインドタッチは，練習アプリを使えばすぐにできるようになります．ショートカットキーはまとめサイトがあるので，知らない人はすぐに調べて使いはじめるべきです．いまだに人前で，Alt＋Tabでウィンドウを切り替えたりすると，驚かれることがあります．

【コラム】オンラインで修士号取得？！

　まとまった時間を確保できるタイミングがあれば，思い切ってやってみるのもお勧めなのが，オンラインでの修士号（Master course）取得です．

　私はシドニー大学のMaster of clinical epidemiologyを受講中ですが，米国のハーバード大学やジョンズ・ホプキンス大学，英国のロンドン・スクールなどでも同様のオンラインコースを開講しています．

　海外のオンラインコースは，ビデオ教材が充実しており，わかりやすく学ぶことができます．また小テストやレポート提出を頻回に求められるため，自然と知識が身につく仕組みができています．日本にいながら海外の授業を受けることができるのはオンラインならではだと思います．

　また，Master courseを終えると，卒業が英語力の証明となり，その後，海外へ留学や研修に行く際，英語のテストを免除されることがあります．

おわりに

　これは私がたどり着いた現時点での完成形ですが，もちろん完璧ではないし，技術の進歩とともに，常にアップデートが必要です．あくまで私のやり方は参考例であり，自分なりに修正して日々の臨床に役立ててほしいです．もっとこんな方法があるよという方がいたら，ぜひ教えてください．

　なお，本文中には，あえて紹介先のウェブサイトURLなど載せていません．Googleで検索すればすぐに出てくるものばかりなので，検索してみてください．

謝辞：
沖縄県立南部医療センター・こども医療センターでの初期研修時代，内科医の篠原直也先生にデジタル化のコツを伝授していただき，その後ブラッシュアップしてきました．改めて篠原先生に感謝いたします．

Profile

清水　徹（Toru Shimizu）

長野県立こども病院 小児外科 フェロー
2年間の海外小児外科臨床研修（南アフリカ・ケープタウン，オーストラリア・シドニー）で，常にUp to dateな文献を参照しながら，Global standardを意識した医療を行う重要性を学びました．必要な情報を的確に入手して自分のモノとし，いかにその情報を適切にアウトプットできるかを日々考えています．
南アフリカ臨床研修のブログ：
https://toru-shimizu.hatenablog.com/

【症例で学ぶ，外科系の管理・対応】

外科で学ぶ栄養管理

岡田尚也

① 栄養は "Maintenance" ＝「維持」から "Treatment" ＝「治療」へ

② 栄養状態の評価・診断方法を知る

③ 栄養評価に基づく適切な「治療」方法を学ぶ

■ はじめに

　　外科治療の多くは消化器がんに対する手術治療です．とりわけ上部消化管が関係する疾患（食道・胃・胆膵）では周術期だけでなく退院後の長期経過においても栄養状態の変化が起こるため，経時的な栄養状態の評価と治療介入ががん治療を遂行していくうえで必要不可欠となります．

　　この稿では外科手術にかかわる栄養の「評価」と「治療」を具体的な症例を通して学んでいきたいと思います．

症　例

　71歳，女性．9カ月前に胃がん手術（腹腔鏡下幽門側胃切除術，ビルロート2法再建＋ブラウン吻合，胆嚢摘出術），1カ月前にB細胞リンパ腫に対して化学療法（R-CHOP療法）を受けた．化学療法後から経口摂取不良となり外科外来へ受診した．身長147 cm，来院時の体重は胃がん手術前と比較して30 kgの減少を認めた（術前65 kg→来院時35 kg）．

1 栄養状態の評価方法を知ろう！

　胃がんに関する詳しい術式，手術に伴う解剖学的変化，リンパ腫に対する化学療法の詳細ももちろん重要ですが，それら病態・治療別の詳細は別の機会にさせていただくとして，本稿のメインテーマである「栄養」にフォーカスをあてていきます．まずは，見た目にも栄養状態が明らかに低下している患者を診たときに，その時点での栄養状態を客観的に評価し，「低栄養」を診断できるようにしましょう！

● 栄養状態のスクリーニング・診断・評価

❶ 栄養サポートチーム (NST)

　栄養サポートチーム (nutrition support team：NST) とは，多職種による患者への適切な栄養管理を実施し支援する集団のことです．1968年に米国で中心静脈栄養 (total parenteral nutrition：TPN) が開発されたことを受け，その適応の判断と安全管理の実施を目的として誕生したチーム医療概念です．構成メンバーは医師や管理栄養士だけでなく，薬剤師，看護師，臨床検査技師，放射線技師，セラピスト，介護福祉士，歯科医，歯科衛生士や医療事務員など多種多様です．基本的には全患者の栄養状態をスクリーニングして，問題があるとアセスメントされれば適切な栄養管理をしていきます．

　正確で継続的な栄養評価・管理を行うために，多職種チームでの多角的かつ経時的な定点評価が必要不可欠です．**まずは問題となる症例の提示をチーム内で行うことが第一歩です**．さらにこの後の項目でNST内での共通言語となる栄養状態の客観的評価指標を理解していきましょう．

　(もし所属施設内で既存のチームがなければ，管理栄養士に相談して自らチームを結成し，栄養をともに診ていく仲間をつくっていくことが大事な一歩かもしれません)

❷ 低栄養状態のスクリーニング・評価・診断

　スクリーニングのためには，Selective Global Assessment (SGA)，簡易栄養状態評価表 (Mini Nutritional Assessment：MNA)，Malnutrition Universal Screening Tool (MUST)，Nutritional Risk Score (NRS) などガイドライン上で推奨されている各種栄養評価項目がありますが，どれを用いてもいいと思います．大切なのは，**自分自身およびチームとして栄養状態不良の患者を初診時に適切にpick upして定期的評価・介入対象にあげ，継続できるかどうか，そしてそれをルーチン化できるかどうか**，だと思います．評価項目のうち代表的で汎用しやすいSGAを表に提示します．

　参考ではありますが，ESPEN (The European Society for Clinical Nutrition and Metabolism：欧州静脈経腸栄養学会)，ASPEN (American Society for Parenteral and Enteral Nutrition：米国静脈経腸栄養学会)，JSPEN (Japanese Society for Clinical Nutrition and Metabolism：日本臨床栄養代謝学会) で近年提唱されている低栄養診断基準であるGLIM (The Global Leadership Initiative on Malnutrition) criteriaが簡易的な

評価・診断指標として用いやすく，臨床的な有用性も高いと思いますのでぜひ覚えておいてください（図1）.

❸ 客観的なデータに基づいての評価（ODA）

ここまでは主観的な評価も含めた栄養評価であったのに対して，臨床検査値などの客観的なデータに基づいての評価（objective data assessment：ODA）があります. 前述の

表 SGA：Subjective Global Assessment

病歴聴取	身体所見
① 年齢，性別 ② 身長，体重，体重変化 ③ 食物摂取状況の変化 ④ 消化器症状 ⑤ ADL ⑥ 疾患と栄養必要量との関係 など	① 皮下脂肪の損失状態（上腕三頭筋部皮下脂肪厚） ② 筋肉の損失状態（上腕筋肉周囲） ③ 浮腫（くるぶし，仙骨部） ④ 腹水 ⑤ 毛髪の状態 など

SGAは術前栄養スクリーニングとして時間，経費をかけずに簡単な病歴聴取と診察だけで大まかに栄養を評価する項目を定めたもので，栄養療法が必要か否か，さらなる詳細な栄養評価が必要か否かを見極める方法である.
文献1, 2を参考に作成.

現症			病因	
意図しない 体重減少	低BMI (kg/m²)	筋肉量減少	食事摂取量減少／消化吸収能低下	疾患による 負荷／炎症の関与
>5%： 過去6カ月以内 or >10%： 過去6カ月以上	<18.5： 70歳未満 or <20： 70歳以上	BIA (InBody), CT, MRI などで計測	食事摂取量≦ 必要エネルギー量の50%： 1週間以上 or 食事摂取量の低下：2週間以上持続 or 食物の消化吸収障害： 慢性的な消化器症状	急性疾患や 外傷による炎症 or 慢性疾患による 炎症

現症3項目・病因2項目のうち
それぞれ1項目以上該当

低栄養

重症度判定			
	体重減少	低BMI (kg/m²)	筋肉量減少
Stage1：中等症	5～10%：過去6カ月以内 10～20%：過去6カ月以上	<20：70歳未満 <22：70歳以上	軽度～中等度の減少
Stage2：重症	>10%：過去6カ月以内 >20%：過去6カ月以上	<18.5：70歳未満 <20：70歳以上	重大な減少

図1 GLIM criteria
2018年より提唱された世界規模での低栄養診断基準.
文献3より作成.
BMI：Body Mass Index（ボディマス指数）
BIA：Bio-electrical Impedance Analysis（生体電気インピーダンス法）

GLIM criteria は ODA も含めた評価ツールになりますね．

　詳細は成書を参照していただければと思いますが，代表的な検査項目を以下にあげたいと思います．画像検査は初期診断で最も重点的に行う検査ですね．採血やInBodyは初回もさることながら経時的定点評価のスケジュールに入れて，定期的に評価を行うことが重要になります．

① 採血栄養状態評価項目

　血清アルブミン（Alb），血清タンパク（TP），トランスフェリン（Tf），プレアルブミン（pre-Alb），コリンエステラーゼ（ChE）など，それぞれに半減期や反映する意味があります．

② 身体計測

　身長・体重・BMIは基本情報です．特に体重は**ワンポイントの値よりも変化率の方が重要**ですね．GLIM criteria にも項目として含まれていますが，半年以内での体重変化率が直近の栄養状態変化を反映する指標の1つです．また身長から想定される理想体重をもとに必要エネルギーを計算する式もあります（次項の栄養治療で勉強していきましょう）．

③ InBody

　体水分量や筋肉量などを測定する高精度体成分分析装置です．生体電気インピーダンス法（Bio-electrical Impedance Analysis：BIA）を用いて微弱な電流を体内に流し，電気抵抗をもとに身体の水分量を測定するというしくみです．ちなみに家庭用の体脂肪計や体組成計の原理もすべて同一です．

④ 画像検査

　病態に応じた検査はもちろん必須です．食欲・栄養状態・体重が低下する理由を追求しなければ根本的治療にはつながらないからです（栄養投与だけして，原疾患を治療しない，そんなことはだめですよね）．例えば胃がんの患者であれば，吻合部（つまりは食事の通過する場所）に何か異状はないか，腸閉塞があるのではないか，あるいは実はがんが再発しているのではないか，といったことが考えられます．疑わしい病態に応じて上部内視鏡検査，消化管造影あるいは造影CTやPETなどが，低栄養の初期診断の時点で適宜必要になります．

症例のつづき①

本症例における栄養スクリーニング・診断・評価結果
　来院時点での体重減少率は−50％（！！），BMI 16.3，食事摂取量低下（1カ月以上ほとんど食べられなかった）
→GLIM criteria「低栄養」，重症度：重症
　（内視鏡・CTにて食欲低下の原因となる器質的病態はなし）

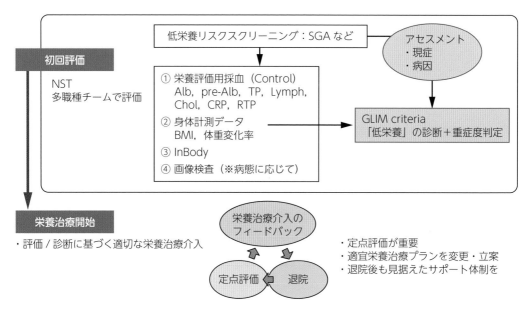

図2 ● 低栄養診断・評価のアルゴリズム（案）
NSTの協力が必要不可欠！ ポイントは「定点評価」にあると思います．

> **ここがピットフォール**
>
> 栄養評価は1回で終わりではない！ 定点評価を継続して行い時系列で経過を追いつつ，その都度，適切な介入方法をチームで検討することが重要！

> **ここがポイント**
>
> 具体的な評価方法とその意義を理解し，自分のなかでルーチン化＋チーム内で共有して「評価スケジュール」を定型化しよう！ 図2に栄養状態スクリーニング・診断・評価（初回〜定期）の流れを図示してみました．これは一例であり，それぞれの病院・スタッフに応じた方法でカスタマイズしていってください．

2 栄養治療の具体的方法を知ろう！

　さて，本症例の患者は重症の低栄養状態であることがわかりました．次は栄養の「治療」を行っていかなければなりません．

　まずは必要エネルギー計算です．基本の「き」として以下のHarris-Benedict（ハリス・ベネディクト）の計算式を知っておきましょう．

【Harris-Benedict（ハリス・ベネディクト）の式】

基礎エネルギー消費量（basal energy expenditure：BEE）　計算式

男性　BEE = 66.47 + [13.75 × 体重（kg）] + [5.0 × 身長（cm）] − [6.75 × 年齢]

女性　BEE = 655.1 + [9.56 × 体重（kg）] + [1.85 × 身長（cm）] − [4.68 × 年齢]

BEEへさらに「活動係数」と「ストレス係数」を掛け合わせて必要エネルギー量を算出します（一般に体重は現体重か理想体重の軽い方を用いて計算する）.

【必要エネルギー量＝BEE×活動係数×ストレス係数】

・活動係数

　1.0〜1.1（寝たきり），1.2（ベッド上安静），1.3（ベッド以外での活動），1.5（やや低い），1.7（適度），1.9（高い）

・ストレス係数

　手術：1.1（軽度），1.2（中等度），1.8（高度）

　外傷：1.35（骨折），1.6（頭部損傷でステロイド使用）

　感染症：1.2（軽度），1.5（中等度）

　熱傷：1.5（体表面積の40%），1.95（体表面積の100%）

　がん：1.1〜1.3

　体温：36℃から1℃上昇ごとに0.2増加

※活動係数やストレス係数は評価者自身で選択する係数であり，ここに一定のバイアスが入ってしまうことになります.

本症例も計算上，必要エネルギー量は算出できました.

症例のつづき②

本症例における実際の必要エネルギー計算

（BEE）929 kcal ×（活動係数）1.5 ×（ストレス係数）1.1 ＝ 1,533 kcal

…しかし，このような状態にある患者が，エネルギーいっぱいの食事を提供するだけで，すぐにもりもり食べて元に戻るでしょうか？ そんなわけがないですよね. 次に考えることは，「どうやって」エネルギーを投与するか，です. 具体的な栄養投与ルートを理解して，自分で選択し，かつアクセスもできるように手技も身につけていきましょう.

1）栄養投与

食事を摂取することがもちろん最善の栄養管理方法ではありますが，経口摂取でオーダー通りエネルギー摂取してくれれば，そんなに楽なことはないですね. 実臨床では経口摂取で必要な栄養量が摂取できないことがありふれています. この場合の投与ルートとして静脈栄養と経腸栄養の2種類があります. それぞれの特性を十分に理解して適切な投与方法で栄養治療を行いましょう.

外科手術前後という視点においては，術前では栄養状態をよりよい状況に改善しておく

ことで周術期合併症の発生を軽減できますし，術後では周術期における回復を促すことが期待できます．ただし，術前は消化管（食道，胃，大腸）がんであれば閉塞を懸念しなければならず，したがって栄養投与ルートを適切に選択する必要があります．術後は手術術式に伴う吻合あるいは腸閉塞が栄養投与方法を考えるポイントになります．

❶ 経腸栄養 (enteral nutrition：EN)

「腸が機能している場合は腸を使う」という大原則があります．経腸栄養は静脈栄養と比較して生理的であり，消化管本来の機能である消化吸収および腸管免疫系の機能が維持されるからです．

大前提として，器質的閉塞の病態がないことを確認することは，言うまでもないですよね．

経腸栄養を投与する場合，① 経鼻胃管から投与，② 胃瘻や腸瘻から投与，が思いつくところかと思いますが，普通に経口で食べることができるレベルのADLの人にいきなり経鼻胃管や胃瘻はやりすぎですよね．経口から付加的に経腸栄養剤を摂取してもらうONS (oral nutritional supplements)，という方法もあります．可及的すみやかにエネルギーを充足する際に有効な方法です．最近の栄養剤は味にもこだわってつくられているので，ONSに用いやすくなっていますよ．

ただし，経腸栄養剤の急速・性急な投与は下痢を併発することがあります．腸瘻や胃瘻からの投与に関しては速度調整，整腸剤の追加など各種微妙な調整が必要になります．詳細は成書をご参照ください．

消化管がんの場合は，術前は閉塞の有無を必ず確認します．術後に関しては経口摂取あるいは経腸栄養を開始した後も吻合部や腸閉塞に留意しながら腹部症状をフォローしましょう．これらは外科手術前後での基本です．

❷ 末梢静脈栄養 (peripheral parenteral nutrition：PPN)

末梢静脈へカテーテルを留置して栄養を投与する．いわゆる一般的な「点滴」ですね．主には水分・電解質の補給がメインになりますが，10％ブドウ糖液やアミノ酸製剤，脂肪乳剤を使用すれば1日1,000 kcal程度の栄養まで投与することも可能です．

ASPENのガイドラインでは，2週間以内の短期間であればPPNを考慮すべき，とも示されています[4]．次に記載するTPNと比較して，投与可能エネルギー量は少ないですが，TPNのために必要となるCV (central vein：中心静脈) ルート確保の際の気胸・動脈穿刺など各種合併症リスクに比べれば非常にローリスクで安全でもあり，簡便な栄養投与経路として頻用されています．

外科手術前後としては，とりわけ緊急手術などのケースでは術中・術後も多量に輸液あるいは輸血の可能性があるので末梢はその点も意識したルートを確保しておくことも重要です．

❸ 中心静脈栄養 (total parenteral nutrition：TPN)

直訳すると『栄養を完全に静脈的に投与する方法』となってしまいますが，「完全」な静

脈栄養は存在しません．JSPENガイドライン上ではCVを経由して行う投与エネルギー量が，目標総エネルギー量の60％以上の場合でかつ経口摂取やENが占める割合が40％未満の場合をTPNと定義しています[5]．

CVからの投与のため，必要なエネルギーおよび栄養素すべて投与可能です．極論すれば，全く経口摂取や経腸栄養ができなくても長期間維持できます．完璧な投与経路であるかのように錯覚してしまいますが，消化管機能が保たれている場合は，極力腸管を経由する栄養投与を原則とすべきです．TPNの長期投与は生体免疫反応の面で不利に働くからです．詳細は次項の栄養治療に伴う合併症のなかで解説します．

なお，手術前としては，術前からがんによる閉塞があり経腸栄養が不可能な場合，栄養状態を改善させてよりよい状態で手術に向かうために手術前からCVを確保してTPNを行っておくことが必要な症例もあります．また術後に縫合不全や腸閉塞で長期的に経腸栄養が困難な場合も，適切な時機に遅れずにCVを留置しTPNを開始することも栄養管理上重要です．

症例のつづき③

本症例における実際の栄養治療介入
画像検査（CT,上部消化管内視鏡）にて閉塞機点となるような病態はなし．CVルートを確保．
TPN＋ONSで目標エネルギーをめざして投与開始．

本症例は重症低栄養であり，可及的すみやかに栄養投与ルートを確保し，栄養を補っていきたいところです．しかしここで注意してください．**長期的な摂取エネルギー低下に伴う低栄養状態患者に性急なエネルギー投与は禁物**です！以下に栄養投与に伴う代表的な合併症を追記しておきます．

2）栄養治療に伴う合併症

❶ 肝障害

経静脈的に過度な栄養投与に伴い，デキストロースとグルコース運搬，およびトリグリセリドの肝細胞からの分泌障害が起こります．これら2つが関与してTPNに伴う肝細胞障害を惹起します．また，過度な炭水化物投与は肝臓においてトリグリセリドに変換されることで肝細胞がBallooning化し，微小血管の脂肪変性が起こり肝障害につながります．

❷ リフィーディング症候群

高度栄養障害をきたしている患者は生体内のカリウムやリン・マグネシウム貯蔵量が減少しています．糖質を急速に投与すると急激なインスリンの分泌により血中のカリウム・リン・マグネシウムが細胞内に取り込まれ電解質異常を起こし，呼吸不全・心不全，不整脈などの重篤な状態に陥るリスクが高いです．そのため，高度栄養障害患者に対しては，投与エネルギー10 kcal/kg程度の少量から開始し，電解質・血糖値を厳重にモニタリングしながら5～7日ほどかけて漸増する必要があります．

❸ bacterial translocation

腸管は消化吸収以外にも管内の細菌や毒素が体内へ侵入すること（bacterial transloca-tion）を防ぐバリアー臓器としての役割があります。さらに腸管が体内で最大級の免疫組織であることもまた重要です。腸管を使用しない静脈栄養を漫然と続けると、生体防御に不利に作用することがさまざまな研究で明らかにされています。

症例のつづき④

本症例における実際の栄養治療介入後の経過

入院1日目　PPN　600 kcal/日から投与開始

入院3日目　TPNへ 1,000 kcal/日程度に

入院7日目　TPN＋ONSで摂取エネルギー 1,500 kcal/日まで投与

入院14日目　ONSも併用ではあるが経口摂取　10割摂取で 1,500 kcal/日まで改善

入院21日目　自宅退院　体重は 41 kg まで改善

以降、血液内科にて外来通院治療再開へ（管理栄養士による栄養外来も併診受診継続）

3）本症例に対し研修医ができること

外科ローテート中の研修医の先生方ができることは、やはりまず低栄養であることを適切に評価し、症例を提起することからでしょうか。症例提起したら、必要エネルギー計算を行ったうえで、栄養投与に伴う合併症に注意しつつ、適切な栄養投与プランを提案してみましょう（カルテに記載しているだけで、きっと見ている指導医は見てくれています！）。積極的な姿勢があればきっと指導医もCV留置などの栄養投与ルート確保を含めた栄養管理を任せてくれると思います！

 ここがピットフォール

長期経過での低栄養患者に対する急速な栄養投与は危険！

 ここがポイント

漫然と栄養投与を行うだけでなく定期的に評価を行い、介入・管理方法に関して検討する。最終的には退院後、自宅での生活も見据えた栄養の確立をめざす。

■ おわりに

いかがでしたでしょうか？ 今回記載した内容はまだまだ栄養の表面的なことに過ぎず、一例を診るだけでこれだけの知識が最低限必要になってくると思います。栄養はすべての科に共通する重要な分野であり、まだまだ未解明のことが多く存在します。一例一例をチームで共有しながら栄養という面からも治療を行っていくことが、結果として原疾患の治療にも大きく寄与していきます。勉強のし甲斐がありますよね！

【コラム】JSPEN（日本臨床栄養代謝学会）参加のススメ

　日本静脈経腸栄養学会が，2020年1月に上記学会名に変更になりました（同学会が定める認定医・指導医制度があります）．JSPENは医師のみならず栄養士・看護師・薬剤師などさまざまな職種が所属しており，会員数は22,000人，現在世界で最も会員数の多い臨床栄養の学会です．

　多職種が集まることで，さまざまな角度から臨床栄養を勉強することができますし，何より大事なことは仲間を見つけチームとして栄養を皆で学ぶことができる機会を得られることだと思います．栄養に興味がある方はぜひ学会ホームページを覗いてみてください．

■ 引用文献

1）Baker JP, et al：Nutritional assessment：a comparison of clinical judgement and objective measurements. N Engl J Med, 306：969-972, 1982（PMID：6801515）

2）Detsky AS, et al：What is subjective global assessment of nutritional status? JPEN J Parenter Enteral Nutr, 11：8-13, 1987（PMID：3820522）

3）Cederholm T, et al：GLIM criteria for the diagnosis of malnutrition-A consensus report from the global clinical nutrition community. Clin Nutr, 38：1-9, 2019（PMID：30181091）

4）Sheean P, et al：American Society for Parenteral and Enteral Nutrition Clinical Guidelines：The Validity of Body Composition Assessment in Clinical Populations. JPEN J Parenter Enteral Nutr, 44：12-43, 2020（PMID：31216070）

5）「静脈経腸栄養ガイドライン 第3版」（日本静脈経腸栄養学会/編），照林社，2013

■ 参考文献・もっと学びたい人のために

1）「日本静脈経腸栄養学会 静脈経腸栄養ハンドブック」（日本静脈経腸栄養学会/編），南江堂，2011

2）体成分分析装置 InBody（インボディ）：
https://www.inbody.co.jp/

3）中村文隆，他：消化器外科におけるチーム医療による実践的手術侵襲軽減策とアウトカム. 外科と代謝・栄養，52：71-77，2018
　　↑当院におけるチーム医療の実践を紹介させていただいている文献です．是非ご一読ください．

Profile

岡田尚也（Naoya Okada）

手稲渓仁会病院 外科
専門：外科専門医・消化器外科専門医指導医・食道外科専門医/
　　　日本臨床栄養代謝学会（JSPEN）認定医
消化器がんを治すには手術療法だけでなく化学療法・放射線療法も組み合わせた治療「集学的治療」が必要です．身体の負担が大きい「集学的治療」を乗り越え，患者さんが元気に退院し日常生活に戻るためには本テーマにあります「栄養治療」もがん治療と同等あるいはそれ以上に大事なものです．私自身も食道がんを専門に日々診療にあたりながら，日々学んでいます．一緒に頑張りましょう！

【症例で学ぶ，外科系の管理・対応】

外科で学ぶ感染症診療

田中康介

① 腹腔内感染症に対する緊急手術時に選択するべき抗菌薬と投与期間をおさえる

② 手術部位感染に対するアプローチは感染の深さによって異なる

③ 外科感染症はドレナージが最重要！

■ はじめに

　　感染症診療に関する知識は将来どの分野を専攻しても必要となります．本稿では，外科的なドレナージを含めた感染症（膿瘍）診療・手術部位感染（surgical site infection：SSI）についての基本的な考え方を説明します．一見，エビデンスが少なそうな外科領域ですが，実はたくさんの科学的根拠の上に成り立っており，外科治療はドラマティックに変化しています．実際に筆者の経験した苦い症例をもとに解説したいと思います．

1 ■ 術前の感染対策

症例1

　　虫垂炎の手術既往がある80歳男性．5時間前から比較的急激に悪化する下腹部痛のため来院した．意識清明，血圧139/71 mmHg，心拍数100回/分・整，呼吸数16回/分，SpO_2 100％（room air），体温37.4℃．表情は苦悶様．腹部は軽度膨隆，下腹部正中に限局した圧痛あり．反跳痛あり．鼓音なし．腸蠕動減弱．腹部X線検査にてニボーを認め，CT検査にて絞扼性腸閉塞を疑う所見と腹水を認めた．

問1：手術治療を行う際に選択すべき抗菌薬はどれか．
ⓐ タゾバクタム・ピペラシリン　ⓑ セファゾリン　ⓒ アミカシン　ⓓ 投与不要

絞扼性腸閉塞で緊急手術が必要な症例ですね．抗菌薬をオーダーしないといけません．米国外科感染症学会（Surgical Infection Society：SIS）のガイドライン（2017年）[1] によれば，高リスク患者の腹腔内感染に対するエンピリック治療は頻度の低いグラム陰性菌のカバーも必要で，タゾバクタム・ピペラシリン，イミペネム・シラスタチン，メロペネム，セフェピム＋メトロニダゾールが推奨されています（Grade 2-A）．セファゾリン，アミカシンなどは，エンピリック治療としては推奨されていません．よって**問1**の答えは「ⓐ タゾバクタム・ピペラシリン」になります．

また，本症例では，絞扼性腸閉塞という広い意味での腹腔内感染症〔bacterial translocation（腸内細菌が脆弱化した腸管粘膜を通じて血中に移行すること）を含む〕に対する治療として，抗菌薬投与以外に「外科的ドレナージ」（＝手術）が必要になります．本症例では腸管穿孔はなく，混濁のない腹水が認められました．腸閉塞の解除後，生理食塩水で腹腔内洗浄を行いドレーンは留置しませんでした．

 ここがポイント

手術は広い意味での「ドレナージ」

歴史上，はじめての虫垂切除は1735年に行われました．それに対してペニシリンが発見されたのは1928年，抗菌薬として使用されはじめたのが1942年ですから，人類と感染症との戦いは，外科治療がずっと先ですね．

抗菌薬の初期投与期間については，穿孔のない腸管虚血に対しては，24時間以内の終了が推奨されていますが（Grade 1-C）[1]，実際には患者の状態や術中所見に応じて，延長も検討します．こういった症例では，適切な細菌検体は採取できないことに留意してください．

② 術後の経過の診かた

症例1のつづき①

　術後経過はおおむね良好であり，高熱は認められなかった．術後3日目より食事を開始し，「少しおなかが張ります」という訴えがあったが，明らかな腸閉塞症状は認められなかった．術後5日目早朝に「おなかの張りが強くなった」という訴えがあった．

問2：まず行うことはどれか．
ⓐ 鎮痛薬処方　ⓑ 緩下薬処方　ⓒ 創部観察　ⓓ 腹部X線検査

忙しい外科研修では，朝の回診では余裕がなく，診察がどうしてもおざなりになってしまうことがあります．問2は筆者の苦い経験からです．前日も腹部膨満感の訴えがあったので，念のため本日はX線検査を行いフォローしようと考えました．よくある術後の麻痺性イレウスと軽く考えてしまい，朝一番に腹部所見を取りませんでした．予定手術が終わってから診察すると，創部が少し赤みを帯びており，やや緊満感がありました．創部感染を起こしていたのです．

近年では，十分な術後疼痛を行うようになってきたことから，創部の痛みを「おなかが張る」と表現する患者さんもいらっしゃるので注意が必要です．明らかに創部感染を呈していても，痛みの訴えが少ないこともあります．夜間に浸出液が出て，ガーゼが貼付されている場合もあります．その場合も，手間でも一度剥がしてみることが肝要です．よって**問2**の答えは，「ⓒ 創部観察」です．

 ここがポイント

> 患者さんは，創部に問題があるとは言ってくれない！

もし創部が発赤していても，すべてが創部感染というわけではありません．縫合糸などへの組織反応で発赤することもあります．膿瘍の場合は，① 著明な圧痛がある，② 緊満感がある，などの所見がみられます．疑った場合には，縫合糸を1本切ってみましょう．創部を横から押してみて膿汁が出た場合はSSIと診断します．ときに，赤黒い液体が出て，「脂肪融解」といった表現を用いることがありますが，これは皮膚切開により虚血状態となった皮下の脂肪組織が壊死して液体状となったもので，厳密にはSSIとしないのが一般的です．

数カ月間の外科研修では，術後SSIを経験しない可能性もあります．また抗菌縫合糸などの利用も増え，創部感染は忘れたころにやってくると言っても過言ではありません．

3 SSIの分類

症例1のつづき②

診察すると，創部は発赤しており，軽度緊満感があった．触診を行うと著明な圧痛がある．縫合糸を数本切離すると嫌気臭のする灰白色の液体が流出した．

問3：次に行うことはどれか．
ⓐ CT検査　ⓑ ゾンデ・鑷子を用いて創部診察　ⓒ メロペネム投与　ⓓ 創部培養検査提出

SSIは ① 表層切開創SSI，② 深部切開創SSI，③ 臓器・体腔SSIの3つに分類されます．簡単に言うと，① 表層切開創SSIは皮下脂肪の感染，② 深部切開創SSIは筋膜の感染，③ 臓器・体腔SSIは文字通り腹腔内の感染，となります．SSI治療ではこの「感染の深さ」が大切になってきます．表層切開創SSIの場合は，創部を十分に開放し，創部を浸潤・清潔に保つことで肉芽が増生し治癒します．抗菌薬は基本的に必要ありません．**深部切開創SSIの場合は，感染が筋膜に及んでいる可能性があるので，体腔内との交通に注意が必要です．**よって，感染の深さを知ることが必要となり，**問3**の答えは「ⓑ ゾンデ・鑷子を用いて創部診察」です．

 ここがポイント

> 創部発赤は，深い感染の「氷山の一角」かもしれない！

筋膜離開が疑われる場合には，CT検査などを行い，感染波及の程度を評価し，臓器・体腔SSIが合併していないかを確認する必要があります．もし筋膜が離開している場合には，治療期間が長くなるのはもちろんのこと，腸管脱出のリスクや，治癒しても腹壁瘢痕ヘルニアとなるリスクがあるので，事前に説明しておくことが肝要です．

深部切開創SSIも抗菌薬が全例で必要となるわけではありません．発熱・白血球増多を認める，ドレナージが不十分，異物が挿入されている，などの場合にのみ抗菌薬治療を考慮します．

4　SSIの治療

症例1のつづき③

錻子を挿入すると筋膜の離開が認められ，CT検査にて膀胱の頭側に約4cmの境界明瞭な低吸収域が認められた．開放創との交通があるかは判別がつかなかった．

問4：まず考慮すべき治療法はどれか．
ⓐ メロペネム単剤投与　　ⓑ 経皮的膿瘍穿刺・ドレナージ
ⓒ 再手術　　　　　　　　ⓓ 経肛門的ドレナージチューブ挿入

本症例は最終的には臓器・体腔SSIの合併が疑われる症例でした．体腔内SSIであっても治療の原則はドレナージになります．腸管などの障害物が穿刺経路になく，エコーガイド下穿刺が問題なく施行可能であれば経皮的ドレナージを選択します．**刺せるものは刺す！** が大原則です．しかし，安全に穿刺ができない場合は決して無理をしてはいけません．誤って腸管を穿刺した場合は重篤な合併症を生むことを絶対に忘れないでください．よって，**問4**の答えは「ⓑ 経皮的膿瘍穿刺・ドレナージ」になります．

ここがポイント

刺せるものは刺す！ 刺せないときは無理に刺さない！

穿刺後にドレナージチューブから造影すると，腸管との交通（縫合不全）や切開創との交通の評価を行うことができます（図）．ドレナージチューブ挿入時に膿汁を培養検査に提出し菌種同定を行い，適切な抗菌薬を投与する必要があります．

抗菌薬の投与期間は，SISガイドライン（2017年）では，96時間以内に終了することが推奨されています（Grade 1-A）[1]．適切なドレナージ経路がいったん確立されれば，抗菌薬投与は必要なくなります．

腸管との交通（縫合不全）が証明された場合には，絶食補液・経静脈的栄養投与を検討する必要があります．

本症例では，経皮的膿瘍穿刺後に造影検査を行うと，創部との交通はありましたが，腸管との交通はありませんでした．正中の創部は乾燥させないように毎日ガーゼ交換を行い，腹腔内膿瘍に関してはチューブからドレナージすることで，徐々に膿瘍は改善し，術後

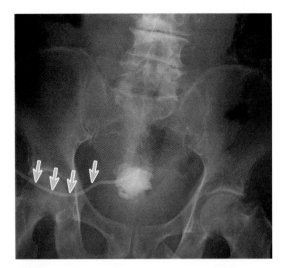

図 症例1：穿刺ドレナージ時の画像所見
➡️はドレナージチューブ．
切開創は腸管外の腹腔内と交通があるのみで，腸管内
とは交通はない．

1カ月程度で退院となりました．"おなかが張る"原因は腹腔内膿瘍による腸管麻痺が原因だったということになります．逆に考えると，腸管を拡張させることで腹腔内の感染が広がらないようにする生態防御反応なのかもしれませんね．

　なお，正中創部に関しては，感染のコントロールがつけば，陰圧閉鎖療法（negative pressure wound therapy：NPWT）を使用すると入院期間を78％，コストを76％削減できます[2]．

5 予定手術時の感染対策

　最後に予定手術時の感染対策について補足します．

症例2

　65歳男性．胆嚢結石症に対する待機的手術目的に入院．腹腔鏡下胆嚢摘出術を施行し，問題なく終了した．

問5：推奨されている周術期抗菌薬はどれか．
ⓐ セフメタゾール　ⓑ タゾバクタム・ピペラシリン　ⓒ ペニシリン　ⓓ セファゾリン

　日本化学療法学会/日本外科感染症学会の「術後感染予防抗菌薬適正使用のための実践ガイドライン」（2016年）[3] では，手術時の予防抗菌薬の選択についての記述があります．それによると，待機的腹腔鏡下胆嚢摘出術ではセファゾリンが推奨抗菌薬（Grade A-Ⅰ）となっており，術前単回投与（Grade CI-Ⅲ）が推奨されています．なお，SSIリスク因子のない症例においては，抗菌薬は不要とする文献も散見されます[4]．もちろん，緊急手術

を行った急性胆嚢炎に対しては，「予防」抗菌薬ではなく，「治療」抗菌薬の適応となり，穿孔がなければ術後24時間以内の投与継続が推奨されます（SISガイドライン，Grade 1-A）[1]．よって，**問5**の答えは ⓓ「セファゾリン」になります．

　また，大腸手術では，術前に機械的腸管処理のみを行った直腸切除術では，術後72時間のセフメタゾール投与（Grade A-Ⅰ）が推奨されており[1]，術式によって選択薬・投与期間が異なるのはたいへん興味深いですね．

おわりに

　いかがでしたか？　外科治療も，意外と奥深いと感じませんでしたか？　なんとなくオーダーしているクリニカルパスにも意味があるのです．研修医の皆さんが外科研修で学ぶべきことは，「縁の下の力持ち」な治療法に関する知識（栄養・感染・疼痛など）だと考えています．本稿を通じて，より充実した外科研修にしていただけるとたいへん嬉しいです．

引用文献

1）Mazuski JE, et al：The Surgical Infection Society Revised Guidelines on the Management of Intra-Abdominal Infection. Surg Infect（Larchmt）, 18：1-76, 2017（PMID：28085573）
2）Leong M, et al：Wound Healing.「Sabiston Textbook of Surgery 20th Edition」（Townsend C, et al, eds）, pp130-162, Elsevier, 2016
3）日本化学療法学会，日本外科感染症学会：術後感染予防抗菌薬適正使用のための実践ガイドライン．日本外科感染症学会雑誌，13：79-158，2016
4）Chang WT, et al：The impact of prophylactic antibiotics on postoperative infection complication in elective laparoscopic cholecystectomy：a prospective randomized study. Am J Surg, 191：721-725, 2006（PMID：16720138）

参考文献・もっと学びたい人のために

1）Berríos-Torres SI, et al：Centers for Disease Control and Prevention Guideline for the Prevention of Surgical Site Infection, 2017. JAMA Surg, 152：784-791, 2017（PMID：28467526）
　↑SSIに関するCDCのガイドラインです．
2）「消化器外科のエビデンス（第2版）」（安達洋祐／著），医学書院，2011
　↑日常臨床で直面するさまざまな問題についてのエビデンス集．読み物としても楽しく新たな発見がある書籍です．

Profile

田中康介（Kosuke Tanaka）

熊本赤十字病院 病理診断科
大阪出身 京都大学卒業（2015年）
医師6年目です．肝胆膵外科医をめざしています．当院の外科後期研修では胸腹部の癌・救急・良性疾患のみならず，外傷・腎移植・小児もしっかり研修できます！筆者も腎移植を含めてとても多くの症例を執刀させていただきました．
国内・国際救援にも力を入れており，さまざまな災害・紛争に人員を派遣しています．現在は病理診断をもっと勉強したいと思い，顕微鏡を見させていただいています．九州は温泉が多くお勧めです．もし興味があればぜひ連絡を！

【症例で学ぶ，外科系の管理・対応】

外科で学ぶ疼痛対策

梅本一史

① 手術部位や侵襲によって痛みの性状が異なる
② 複数の手段を用いて鎮痛戦略を立てる（multi modal analgesia）
③ 経時的にくり返し疼痛を評価・検討する

はじめに

　　術後の疼痛管理の目的は，「痛み」という不快な感覚を除去することです．不十分な疼痛管理は患者さんの満足度を損なうだけではなく，離床の遅延や経口摂取不良を引き起こし，さらにはストレス反応から臓器障害の一因ともなりえます．また，痛みの感じ方は個人差が大きく，同じ術式でも一定ではありません．「普通でない痛がり方」に気づけることで，早期に異常（合併症）を診断できる可能性もあります．何より，患者さんは誰でも術後の痛みに不安をもっているので，適切な疼痛管理が重要であることは言うまでもありません．

　　ここでは，術後の痛みに対するアセスメント，基本的なマネジメントについて解説していきます．

1 疼痛の評価

1）痛みの場所

　　疼痛の評価をするときに，まず行うことは痛みの場所の確認です．ベッドサイドで患者さんを診察して判断します．痛みの場所を考えるうえでは傷の位置が重要であり，デルマトーム（図1）を参考にするとよいでしょう．

　　一般に，手術後の痛みは体性痛と内臓痛に分けると考えやすいと思います．例えば，腹

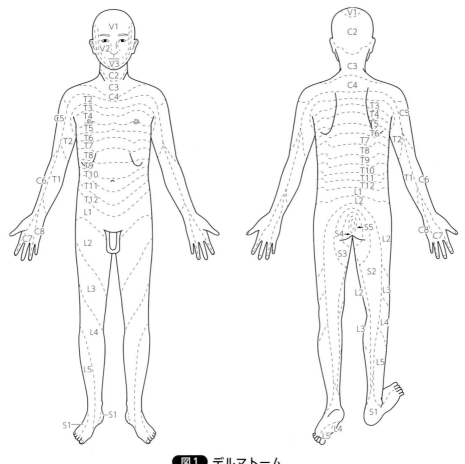

図1 デルマトーム

　腔鏡下胃切除の術後では切開創が臍部より頭側に置かれることが多いので「傷の周りの痛み」は体性痛として確認できます．一方で，内臓痛は手術操作が行われている心窩部〜左季肋部に生じることが多く「鳩尾の奥の方が痛い」と訴えることもあります．

2）痛みの強さ

　次に，痛みの強さを評価します．術後に完全な無痛にすることは難しいかもしれませんが，患者さんの訴えから，現在の鎮痛管理の不足しているところ，過剰となっているところを検討します．

　痛みで離床できない，痛くて眠れない状態では当然ながら鎮痛の見直しが必要です．離床できる・歩ける程度までは十分に鎮痛する必要があります．

　痛みの強さは主観的であり，変動を伴う場合が多いことからある一定の尺度（ペインスケール）にあてはめて評価する必要があります．当科ではNumerical Rating Scale（NRS，図2）を用いて評価をしています．ペインスケールを使用することで，痛みの再現性が高くなり，医療者間での情報も共有しやすくなる点で有用と考えられています．

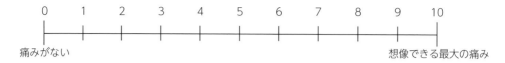

図2 NRS（numeric rating scale）数値評価スケール
痛みがない状態を0，想像できる最大の痛みを10とし，患者さん
に痛みの程度を数値で示してもらう．

3）痛みの持続性

　最後に痛みの経時的変化について評価します．原則，術後疼痛は体性痛も内臓痛も24時間以内にピークを迎え，その後自然に軽快する傾向にあります．腹部全体の間欠痛であれば腸管の蠕動痛を，体動時痛であれば創部痛を想起できます．一方で，Sudden onsetの疼痛や，鎮痛薬に反応しない疼痛の場合には合併症による何らかの異常をきたしている場合もあり，注意が必要です．

4）術後の診察のしかた

　術後の腹部所見をとるときには優しく触るようにしましょう．診察で不要な痛みを与えてしまうと次からは警戒して診せてもらえなくなります．腹膜刺激徴候がある方に"反跳痛あり"なんて，カルテに書かないように．打診痛（tapping painまたはpercussion tenderness）で十分です[1]．

2 鎮痛戦略の立て方：multimodal analgesia

　鎮痛を行う際，投与経路（経口，経静脈，硬膜外麻酔）・薬剤の種類（NSAIDs，オピオイド）を複数組み合わせて使用すること，これが重要です．この考え方をmultimodal analgesiaといいます．それぞれの鎮痛の特徴を理解しておくと，さまざまなケースに対応できます．

1）非ステロイド系抗炎症薬（NSAIDs）

　nonsteroidal anti-inflammatory drugs（NSAIDs）は，最も汎用されている鎮痛薬の1つで，皆さんも処方しなれていると思います．非常に優秀な鎮痛抗炎症薬であり，術後の患者さんにはルーチンに使用されていることが多いでしょう．ただし腎機能障害，連用に伴う消化管粘膜傷害に留意が必要です．

2）アセトアミノフェン

　こちらもよく使用する鎮痛薬です．使用禁忌が少なく，腎機能障害の面からも使用しやすい薬剤です．以前は経口薬のみでしたが，数年前から静注製剤（アセリオ®）が発売され，投与経路の問題も解決されました．「NSAIDsより弱い痛み止め」という認識がありま

すが，十分量を投与すれば良好な鎮痛効果が得られます．体重50 kg以上であれば1日総量として4,000 mgまで使用可能ですが，50 kg未満では1日総量として60 mg/kgを限度とします．肝障害の副作用に注意が必要です．

3) オピオイド

NSAIDsよりも強力な鎮痛効果をもちますが，嘔気・消化管蠕動抑制，依存性などの問題点があります．苦痛を除くために使用を躊躇すべきではありませんが，その使用は必要最低限にとどめるべきだと考えます．

4) 硬膜外麻酔カテーテル

いわゆる「エピ」のことです．術後鎮痛においては目的とする領域に選択的に鎮痛ができるので，筆者は最重要視しています．低血圧や，挿入時の硬膜穿刺のリスクがありますが，それを上回る多くのメリットがあるように思います．流量や薬剤に配慮すれば，ほとんどのケースでエピと経口鎮痛薬だけで良好に鎮痛が可能だと思っています．外科医としては，挿入してくださっている麻酔科の先生には頭が上がりません．

5) patient controlled analgesia（PCA）

簡易なボタンで，痛いときに鎮痛薬を患者自身が追加できる鎮痛法のことです．経静脈的患者自己調節鎮痛法（intravenous patient-controlled analgesia：iv-PCA）や，硬膜外麻酔カテーテルと併用したpatient controlled epidural analgesia（PCEA）といった方法があります．「離床直前に使う」ことができるので非常に有用なツールです．

③ 具体的な事例

1) 事例1：胃切除術

症例1

胃がんの診断で開腹幽門側切除術を施行した術後1日目の76歳女性．手術後の初回離床を試みるが，「創部の痛みが強くうまく離床できないので鎮痛薬を調整してください」と病棟からコールされた．患者さんは，「起き上がろうとすると臍の周りが痛くて辛い」と訴えている．

❶ 痛みと使用している鎮痛薬を確認しよう

鎮痛薬の調整のために，まず現状を確認しましょう．安静時は我慢できる程度の痛みですが，体動すると痛くて起きられないようです．

硬膜外麻酔カテーテルがTh11〜12から挿入されており，0.2％ロピバカイン（アナペイン®）が3 mL/時で投与されています．クリティカルパスではアセトアミノフェン（カロナール®）が1回400 mg 1日4回で開始となっています．

❷ 鎮痛のアセスメントをしよう

まず，痛みの強さを評価します．この患者さんは安静時はNRS 2，体動時はNRS 8でした．

次に痛みの場所を評価します．開腹胃切除術の場合，心窩部から臍上までの上腹部正中切開となることが多いです．この切開の場合，おおよそTh6〜10領域と考えます．腹腔内で操作している領域はもう少し広範囲ですが，**動くと痛い**という訴えは内臓痛よりも創部痛がコントロールできていないことを示唆しています．長い開腹創なのに臍の周りだけが痛いということは…硬膜外麻酔域が尾側まで届いていない？と考えます．

最後に痛みの性状を評価します．性状は体性痛と内臓痛の鑑別に役立ちます．この方は，寝ているとそれほどでもなく，動くと痛くなるという明らかな増悪寛解因子があります．ここまでわかると，もう開腹創の痛みかな？という印象になります．

❸ 対応例

このような場合，まず麻酔域の評価をします．酒精綿で皮膚の冷たい感覚を聞いていくと容易に把握可能です．Th10以下あたりから効いていなさそうだな，と思ったら硬膜外麻酔カテーテルからショットで1%リドカイン（キシロカイン®）を3 mL投与してみます．低血圧への留意は必要ですが，麻酔域の拡大による鎮痛効果を確認します．これが著効すればアナペイン®の持続投与量を増やしてみるということで解決を図ります．

2）事例2：開腹結腸切除術

> **症例2**
>
> S状結腸憩室穿孔に伴う汎発性腹膜炎の診断で開腹ハルトマン手術を施行した，術後3日目の80歳男性．昨日抜管し，今後積極的に離床を進めていきたいが，下腹部の痛みがリハビリの妨げとなっている．

❶ 痛みと使用している鎮痛薬を確認しよう

事例1と同様にまずは現状を確認します．術前に敗血症による凝固障害があったため硬膜外麻酔カテーテルは挿入されていません．昨日（術後2日目）まではデクスメデトミジン（プレセデックス®）による鎮静とフェンタニル20 µg/mLの持続静注で疼痛コントロールし，抜管後はフェンタニルのみとなっていました．麻痺性イレウスのため，経口摂取が開始できず経口鎮痛薬の内服はないようでした．

❷ 鎮痛のアセスメントをしよう

痛みの強さを評価したところ，安静時はNRS 4，体動時はNRS 8程度の痛みを訴えていました．腹部を触診すると，下腹部にNRS 5〜6程度の圧痛がありました．

次に痛みの場所を評価します．創部は臍上から恥骨上（Th10〜L1）まで及んでおり，痛みの部位に一致するようです．下腹部の圧痛は臍から下腹部レベル（Th10〜Th12）で左右均等にあるようです．

最後に痛みの性状を評価します．動くと増悪という点から創部痛を想起します．また，圧痛があるという点から内臓痛，腹膜炎の炎症がまだ残存している可能性を考えます．洗浄ドレナージを行うと腹膜刺激症状は軽快しますが，大腸穿孔の場合は数日痛みが残ることが多いです．

❸ 対応例

安静時NRS 4という痛みから，ベースラインの鎮痛が不十分であると考えます．鎮静薬を中止したことで痛覚刺激の認識が回復したためと考え，フェンタニルを40 μg/mLに増量してみます．さらにiv-PCAを導入しリハビリに備えます．ただし，オピオイドを増量すると嘔気などの副作用を伴うので留意が必要です．凝固機能が回復していたら硬膜外麻酔カテーテルの留置，経口摂取が可能となれば経口鎮痛薬の開始も考えます．

おわりに

術後鎮痛に重要なのは「くり返し評価」し「複数の手段で鎮痛」することだと考えています．痛がる人も，痛がらない人も，たくさん診察して多くの患者さんに接することが肝要です．どこまでの痛みが正常の経過なのか．たくさんの正常経過を診ないと，異常がわかってきません．普通の痛み方がわかると，普通でない痛みにも気づくことができ，異常の早期発見につながります．当然のことのようですが，ベッドサイドが最も学ぶことが多いように思います．

引用文献

1）「急性腹症診療ガイドライン2015」（急性腹症診療ガイドライン出版委員会/編），pp57-78，医学書院，2015

参考文献・もっと学びたい人のために

1）「術式対応"わがまま"術後鎮痛マニュアル」（山蔭道明/監，新山幸俊/編），克誠堂出版，2018
　↑麻酔科医が，自分が患者ならという目線で鎮痛戦略を考えるという面白いコンセプトの一冊．さまざまな術式に言及しており，術後鎮痛方法の組み合わせ方がとても参考になる良書と思います．
2）「ICU実践ハンドブック改訂版」（清水敬樹/編），羊土社，2019
　↑ICU管理に関わる著書ですが，鎮痛薬の具体例も多く実践的です．特に急性期の考え方において参考になります．鎮痛以外の部分もぜひご一読をお勧めします．
3）「Marino's ICU Book, 4th ed.」（Marino PL, ed），WOLTERS KLUWER, 2014
　↑クリティカルケア領域の著名なテキストです．鎮痛についても述べられており，私も研修医時代に上司に勧められて読みました．

Profile

梅本一史（Kazufumi Umemoto）

手稲渓仁会病院 外科
消化器外科を専門に研鑽を積んでいます．外科診療を通じて地域に必要な医療を提供できるよう，外科の"Generalist"をめざしています．レジデントの皆さんが，より多くの実りある外科研修を送れることを願っています．

【症例で学ぶ，外科系の管理・対応】
外科で学ぶ病棟急変対応

藤井正和

---

① 急変は思わぬときにやってくる！　すぐ助けを呼べ！
② 出血，ショック！　すでに出血1L以上！
　止血完了まで保てよ収縮期血圧80〜90 mmHg！
③ インスリンユーザーの患者さんの管理に要注意！
④ 『ありえない』ということはありえない！　病歴や診察，胸腹部の造影CTで体内の
　異常を漏れなくチェック

■ はじめに

　本稿では，外科病棟特有の急変対応をテーマに周辺知識を含めて書きました．研修医の皆さんに伝えたいことは，（運悪く？）急変に出会ってしまった場合は，迷わず上司に援軍要請をするということです．先輩の対応を見て学び，ともに診療を行うなかで皆さんの急変対応力がグーンと上昇します．

1 外科病棟急変対応①：術後出血→出血性ショック

症例

　ある非番の日の夜，自宅で突然，病院のPHSが鳴り響く．「●●さんのドレーンから大量に出血してショックバイタルです！」とのこと．「輸液全開で投与しておいてください．すぐ行きます」と答えて慌てて病院へ．病棟に着くと…

> ＊　　　　　　　＊　　　　　　　＊
> 　70歳代女性．膵頭十二指腸切除術後2週間．感染性膵液瘻に対して抗菌薬とドレナージによる治療を行っていた．
> **バイタルサイン**：意識清明，血圧75/55 mmHg，脈拍100回/分，呼吸数16回/分，SpO₂ 96 ％（room air），体温36.8℃．
> **身体所見**：ドレーンからの出血でガーゼと病衣は血まみれ．四肢末梢は冷たく湿っていた．
> ＊　　　　　　　＊　　　　　　　＊
> 　直後のCTで胃十二指腸動脈断端の仮性動脈瘤破裂が判明した．放射線科医にお願いして緊急の血管内治療（コイル塞栓）を行ってもらった．治療後に患者さんの状態は安定し，約1カ月後に無事に退院した．非番の日ではあったが，当直医が緊急手術中で手が離せず電話がかかってきたようだ．幸い私は自宅が近くて助かった．

　私が以前経験した「術後出血→出血性ショック」をもとにした症例です．思わぬときに急変はやってきます．日頃から上司や同僚が対応した急変の記録はチェックしておき，さらにレジデントノートのような臨床に即した書籍で，自分の番がきたときのイメージをしておくことが大切です．

　外科病棟で診るショックの頻度は「出血性≒敗血症性＞その他」です．外科病棟で患者さんが出血していて，"coolでtachy（四肢末梢が冷たく頻脈）"になっていたら出血性ショックを念頭に，診断と止血処置までの全身状態維持を並行して行います．

1）初期対応

❶ 気道（Airway），呼吸（Breath）を確保

❷ ルート確保

　なるべく太い末梢静脈ルート（教科書的には14〜16G．ただ一般病棟にはないことも多いと思うので，できるだけ太めの18〜20G）を留置します．場所は肘正中皮静脈でかまいません．カテーテル長の長い中心静脈ルートは急速輸液には適しません．すでにあるルートが細い場合は，2本目の確保を試みます．出血源の精査にdynamic CTを行うことが多いので，院内ルールで何G以上のルートであれば造影剤の投与を可能としているかは確認しておきましょう．ちなみに当院は20Gです．

❸ 採血

　血算，生化学検査に加えて凝固（大量出血は凝固障害を引き起こします．凝固障害が原因で出血していることも），輸血準備のためのクロスマッチ用の検体も忘れずに．

❹ 血圧のコントロール

 ここがポイント
･･
　出血性ショック！ 止血完了までは収縮期血圧80〜90 mmHgを維持

　細胞外液製剤の投与をはじめます．実は出血性ショックの患者に対する，止血処置まで

の輸液負荷による至適血圧コントロール値については，gold standardが存在しません[1]．血圧は低すぎると重要臓器への灌流が保たれません．一方で血圧を上げようと大量輸液を行うと，血液希釈が起こり組織への酸素運搬能，凝固因子濃度が低下します．また輸液製剤の多くが体液に比べて酸性で，アシドーシスを助長するともいわれており，過剰輸液は避けるべきとされています（permissive hypotension：低血圧の容認）．"ここがポイント"での血圧は「Schwartz」という米国の外科の教科書に記載されており，私もこのくらいを目安に管理しているので，目標値として載せました[2]．

❺ 保温

 ここがピットフォール

    低体温は凝固障害を助長する．忘れるな保温！

　急変対応中は，採血したり，モニターのコードがあったり，移動したりで気がまわらず，ベッドに薄い病衣を着たまま患者さんが寝かされていることがあります．出血だけでも体温は低下します．室温のまま温めない輸液の大量投与も体温低下につながるので気をつけたいところです．

2）出血源の原因検索

　考える検査は造影CTまたは内視鏡です．パターンを3つに分けました．

● パターン①：吐下血→消化管からの出血

　行った術式（胃または小腸・大腸），患者背景（消化性潰瘍，大腸憩室症などの既往）によって症例ごとの対応が必要ですが，**吐血・黒色便であれば上部消化管内視鏡，鮮血便であれば下部消化管内視鏡**と覚えてください．ただ，大量の上部消化管出血の場合にも鮮血便がみられます．また通常の消化管出血の鑑別に加えて，術直後〜数日の早期合併症として縫合糸やステープラーの緩みによる吻合部出血が知られています．報告では大腸切除術後の2.2％と発生率は高くはないものの[3]，起こりうるということを知っておいてください．

● パターン②：ドレーンからの出血

　目の前のドレーン排液が真っ赤になっていれば，その先端周囲（多くは腹腔内）に出血点があります．dynamic CT（動脈相と平衡相の2相）を行います．腹腔内出血は血管内治療，または止血のための再手術が必要となるため，出血点の詳細な同定が必要です．
　腎不全などの理由で単純CTしか撮れない場合，CT値が最も高い場所が出血源です（センチネルクロットサイン）．

● パターン③：ベッドサイドでは血が見あたらない

　出血源を広く全身から探すのにdynamic CTが最適です．モニターの値や検査データに目が行きがちですが，実は下血・黒色便がオムツのなかにあった…ということもあるので確認を忘れずに．

3) 造影CTによる代表的な出血所見

❶ 血管外漏出 (extravasation)

　活動性出血を示す所見であり，CTを撮影したまさにその瞬間，血管損傷部から漏れ出ている造影剤の様子をさします[4]．動脈相と平衡相を並べながら見ます．すでに広がった出血は低吸収域として描出され，その中（あるいは周囲）の不正な造影剤の溜まりが平衡相で広がっていく様子があれば，それがextravasationです．図1は術後出血ではありませんが，外傷による小腸間膜の血管から出血があった症例のdynamic CTです．動脈相撮影から平衡相撮影までの約1分間に，造影剤の入った出血が広がっていく様子がわかります．

❷ 仮性動脈瘤

　動脈「瘤」と名前がついていますが，画像で瘤状に見えるだけで，すでに血管壁は破綻しています[4]．周囲の組織に覆われていることで，なんとか一番外に広がった血液は凝固し壁をつくっていますが，この状態は長くは保ちません．冒頭で紹介した症例のCT所見と仮性動脈瘤のイラストを載せました（図2）．仮性動脈瘤は破綻し致死的な大出血をきたす前に「予兆出血 (sentinel bleeding)」と呼ばれる，多くは重篤化しない出血のサインを

A) 動脈相 (40秒後)

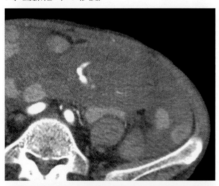

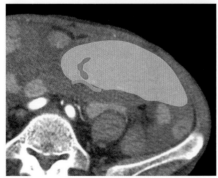

B) 平衡相 (120秒後)

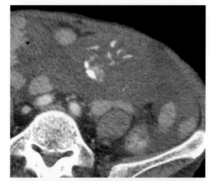

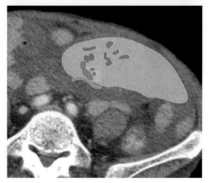

図1 血管外漏出 (extravasation)

▦：すでに出ていた血液
▨：造影剤の入った血液
▨：（CTでは見えないが）血管

きたします．これらは消化管出血やドレーンからの出血として現れます．予兆出血後6時間以内に大出血をきたす症例が半数以上という報告もあります[5]．血管内治療が第一選択です．

4）出血性ショックに関する諸疑問

❶ どのくらい出血すればショックになるの？

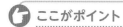
ここがポイント
出血性ショック，血圧低下は出血1L以上のサイン！

出血性ショックの分類については米国外科学会外傷委員会（American College of Surgeons Committee on Trauma）が提唱している重症度分類があります（**表**）[6]．大事なこと

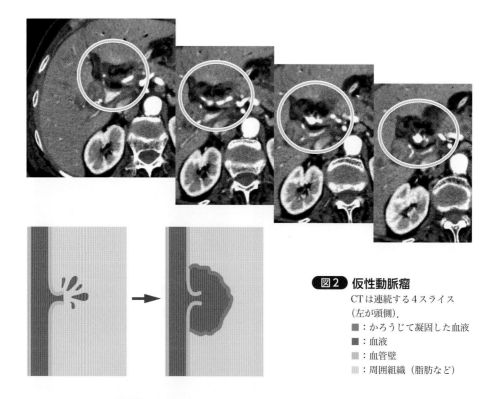

図2 仮性動脈瘤
CTは連続する4スライス
（左が頭側）．
■：かろうじて凝固した血液
■：血液
■：血管壁
■：周囲組織（脂肪など）

表 出血性ショックの重症度分類

分類	出血量（%）	心拍数	血圧
Ⅰ	＜15	→	→
Ⅱ	15〜30	→/↑	→
Ⅲ	31〜40	↑	→/↓
Ⅳ	＞40	↑/↑↑	↓

血液量は体重の8%→60 kgだと約5 L→30%の出血は1.5 L！！
文献6より作成．

は分類を細かく覚えることではなく，**目の前の患者が出血性ショックで血圧が低下しているとき，すでに血液の30％（1 L以上）を失ったと認識すること**です．仮に出血により頻脈を認め，まだ血圧が維持されていても，安心してはいけません．輸液は血圧に応じて行うべきですが，早急に出血点を同定し，止血処置を検討しましょう．

❷ どのような場合に輸血が必要なの？

先述した通り，血液希釈などの観点から出血性ショック時の細胞外液製剤の過剰投与は推奨されていません．米国の外傷のガイドラインでは細胞外液投与が1 L以上になる場合は輸血製剤を準備すると記載されています[6]．実際は輸液量と，それに対する反応，血液検査データを見つつ，それぞれの製剤を準備する形になるでしょう．各製剤の一般的な投与の適応は以下の通りです[7]．

```
RBC（赤血球）　　　：Hb 7〜8 g/dL以下
FFP（新鮮凍結血漿）：<PT>INR 2.0以上，または活性30％以下
　　　　　　　　　　<APTT>施設基準値上限2倍以上，または活性25％以下
　　　　　　　　　　<フィブリノゲン値>150 mg/dL以下，またはこれ以下に進展す
　　　　　　　　　　る危険性がある場合
PC（血小板）　　　：5万/μL未満
```

❸ RBCオーダーは具体的にどうすればいいの？

最もよく使うRBCオーダーの仕組みを解説します．RBCは致死的な輸血合併症（ABO不適合輸血）を防止するために，入念なチェックを経て私たちの元に届きます．

当院でのオーダーの呼称と製剤払い出しまでの時間ですが，通常法（血液型と不規則抗体の確認）では約40分，生食法（血液型のみ確認）は約15分，ノンクロス（事前に判明している血液型で払い出し，クロス血不要）は約5分とのことでした．医師が緊急度を正しく判断し，適切なタイミングでオーダーすることが大切です．自施設での呼称や時間を確認しておきましょう．安全のためにノンクロスはできれば避けたいですし，各種検査を行い生じる時間は，使用を予測して早めにオーダーすることでカバーできます．現在の制度では一度取り寄せて使わなかったRBC製剤は，60分以内に専用保冷庫に戻せば再利用可能であることも覚えておきましょう[8]．

2 外科病棟急変対応②：低血糖，高血糖

外科病棟，特に消化器外科病棟では患者さんの経口摂取が不安定で，検査や術前術後に絶食指示が入ることが多い，などの理由から血糖コントロール関連のトラブルが多く発生する印象があります．特にインスリンユーザーの患者さんの管理は要注意です．低血糖，高血糖のそれぞれの治療については他書に譲りますが，外科の病棟管理でどこに注意し予防すべきか知っておいていただきたいと思います．

1) 低血糖の注意ポイント

❶ インスリンユーザーの方が絶食となるとき

例えば糖尿病の既往がある方の定期手術時，術前にインスリンのスライディングスケール対応がされている場合，術当日の朝（多くの施設で絶食になると思います）に指示通りスケール指示でインスリンが投与されてしまうと，**誰も気づかないままに術中に低血糖状態が起こる可能性があります**（全身麻酔中にブドウ糖入りの輸液が投与されることは稀ですし，血糖値のモニタリングはルーチンでは行われません）．術前のスライディングスケール対応をやめるか，当日朝の血糖値はチェックのみと明確な指示を出しておきましょう．上下部の消化管内視鏡など検査で絶食になるときも同様の配慮が必要です．

❷ インスリンが混注されていた輸液製剤を終了するとき

耐糖能異常のある方に経静脈的に栄養を投与する際，高血糖を避けるため，輸液製剤内のブドウ糖5〜10 gに対して1単位の速効型インスリンを輸液製剤内に混注することはご存知の方も多いと思います．徐々に患者さんの食事量も増えてきて，そろそろ輸液を中止しようとしたときにも注意が必要です．**輸液内のブドウ糖の投与が終わった後も，インスリンの効果が長く残ります**（混注されていたインスリン製剤の半減期が少し長いため）．このタイミングで低血糖が起こりやすくなります．特に高カロリー輸液の場合はインスリンの混注量も増えがちなので，輸液終了時間の数時間前から輸液速度を半分にして漸減するなどの工夫が必要です．

2) 高血糖の注意ポイント

● (超) 高齢者の高カロリー輸液を開始するとき

潜在的な耐糖能異常があった場合，気づかずに高カロリー輸液を続けると高血糖高浸透圧症候群（hyperglycemic hyperosmolar syndrome：HHS）や糖尿病性ケトアシドーシス（diabetic ketoacidosis：DKA）を生じる可能性があります．糖尿病の既往歴がなくても数日間の血糖測定を行い高血糖になっていないことを確認しましょう．

3 外科病棟急変対応③：敗血症性ショック

術後合併症として敗血症の発生頻度も高いです．原因として肺炎（長期挿管，嘔吐→誤嚥，疼痛コントロール不良患者の喀痰排出困難など，外科術後の患者は肺炎のリスクが高い），尿路感染症（離床が不十分な患者の尿道カテーテル長期留置），カテーテル関連血流感染症（栄養管理に中心静脈路が長期留置されている）は言うまでもありません．ほかにも胆道系（絶食患者の無石性胆嚢炎．胆道再建がされていれば血液検査データや画像上の異常が軽微でも胆管炎の可能性があります），腸閉塞患者のbacterial translocation，消化管縫合不全による膿瘍形成，腹膜炎などがあげられます．

初期対応については内科一般病棟と大きく変わりません．すみやかに各種培養をとりつ

つ広域抗菌薬を開始し，バイタル維持のために輸液と昇圧薬を準備します．特に術後の患者は予期せぬ合併症を生じている可能性があります．病歴や診察所見はもちろん大事ですが，体内の異常を漏れなくチェックするために胸腹部の造影CTはほぼ必須です．エビデンスのない話ですが，上司から「『ありえない』ということはありえない」と教わりました．研修医の立場で術後の合併症を疑ってCT検査を提案することはなかなか勇気がいりますが（執刀医なら誰しも手術合併症は「ありえない」と思いたい．今はその気持ちがとてもよくわかります），患者さんのためにも上司と相談して検査を行ってください．

おわりに

　「病棟で働くなら患者急変に備えて救急カートの薬剤と道具は把握しておけ！」原稿を書きながら，研修医1年目の内科研修で出会った優秀な先輩の教えを思い出しました．臨床医はどんな病棟急変にも対応できなければいけない，さまざまな想定をして準備を怠るなと教えられました．思い出した翌日，久しぶりに救急カートをのぞきに行きました．皆さんもぜひ確認してみてください．

引用文献

1）Chang R & Holcomb JB：Optimal Fluid Therapy for Traumatic Hemorrhagic Shock. Crit Care Clin, 33：15-36, 2017（PMID：27894494）

2）Zuckerbraun BS, et al：Shock.「Schwartz's Principles of Surgery, 11th ed」（Brunicardi FC, et al, eds), pp131-156, McGraw-Hill Education, 2019

3）Cirocco WC & Golub RW：Endoscopic treatment of postoperative hemorrhage from a stapled colorectal anastomosis. Am Surg, 61：460-463, 1995（PMID：7733557）

4）松本純一, 他：画像診断の重要性：CT所見に基づく臓器損傷分類と治療法選択. 日本腹部救急医学会雑誌, 31：607-611, 2011

5）Treckmann J, et al：Sentinel bleeding after pancreaticoduodenectomy：a disregarded sign. J Gastrointest Surg, 12：313-318, 2008（PMID：17952516）

6）「Advanced Trauma Life Support® ATLS® Student Course Manual 10th edition」（American College of Surgeons, ed), American College of Surgeons, 2018

7）厚生労働省医薬・生活衛生局：血液製剤の使用指針. 2019
https://www.mhlw.go.jp/content/11127000/000493546.pdf

8）厚生労働省医薬・生活衛生局血液対策課：輸血療法の実施に関する指針 平成17年9月（令和2年3月一部改正), 2020
https://www.mhlw.go.jp/content/11127000/000619338.pdf

Profile

藤井正和（Masakazu Fujii）

手稲渓仁会病院 外科
自分の日常診療を見つめ直す機会になりました．外科の世界は教科書に載っていない経験も大事になります．少しでも皆様に伝わったなら嬉しいです．

【症例で学ぶ，外科系の管理・対応】

初期研修医が学んでおきたい外傷対応

大西新介

① 救急隊からの事前情報で外傷の病態をイメージしてみよう

② 超音波検査を自分の武器として使えるように研鑽しよう

③ 凝固障害対策を中心とした外傷蘇生について理解を深めよう

はじめに

　　救急車で来院する患者さんの一番多い主訴をご存じでしょうか．腹痛でも胸痛でもありません．答えは外傷です[1]．救急車5件に1件くらいの割合で外傷患者が運ばれてきます．今後皆さんがあちこちの病院で当直するときに，外傷診療に苦手意識があると，いつもドキドキの夜を過ごすことになります．特に，重症外傷に関しては診断の正しさだけでなく，診療のスピード感も求められます．2002年に誕生したJATECコースおよびそのテキストである「外傷初期診療ガイドライン」[2]は画期的であり，わかりやすく十分な学びを提供してくれていますが，やはり実際の症例を体験しなければイメージは得られないものです．ぜひ初期研修のうちに救急や外科で多くの外傷症例を診療し，来院から緊急処置が行われるまでの高速の診療を目に焼き付けていただきたいと思います．

症例

　49歳男性．バイクで走行中に右折車に衝突．ドクターヘリで診察時に腹部に強い疼痛あり．来院前の無線の情報では，意識は清明だが血圧が100/50 mmHg，心拍数が120回/分，SpO2 99％（酸素マスク5 L/分）であった．

1 事前情報からの病態推定

　救急隊やドクターヘリから事前情報が得られるとき，**血圧と脈拍は必ずセットで確認するようにしましょう**．本症例では血圧だけならばショックかどうかわかりませんが，心拍数が収縮期血圧を上回っています．つまりShock Index＝心拍数／収縮期血圧が1以上なので，ショック状態が予想されます．このように，血圧と脈拍の組み合わせで病態が予測可能なことは少なくありません．以下のケースの病態を考えてみましょう．

> ① 20歳代男性．下腿の骨折．疼痛を訴え意識消失．
>   血圧90/40 mmHg，心拍数45回/分
> ② 60歳代男性．重症頭部外傷．JCS 300の意識障害．
>   血圧190/90 mmHg，心拍数42回/分
> ③ 50歳代男性．スノーボード外傷．四肢麻痺．
>   血圧80/50 mmHg，心拍数40回/分

　①は外傷部位を考えるとショックになる要因がなく，低血圧＋徐脈であることから，疼痛に伴う迷走神経反射を疑います．②は重症頭部外傷に伴い血圧上昇，徐脈が認められており頭蓋内圧亢進の可能性があります．来院後にできるだけ早く頭部CTを施行し脳神経外科に相談した方がよさそうです．③はおそらく頸髄損傷に伴う血圧低下，徐脈なので神経原性ショックを疑います．血圧の改善にはカテコラミン投与が必要になるかもしれません．このように事前情報の血圧と脈拍の組み合わせから来院後の活動方針を予測することができます．

 ここがポイント
　血圧と脈拍は常に組み合わせて判断しましょう！

2 外傷診療における超音波検査

　さて，primary surveyのなかでぜひ身につけたい技術として，ベッドサイドでの超音波検査（point-of-care ultrasound：POCUS）があります．FAST（focused assessment with sonography for trauma）は1分程度で観察を終えられるように普段からのトレーニングが必要です．余裕があればいわゆるEFAST（extended FAST）として肺エコーによる気胸の評価もできますし，IVC（inferior vena cava：下大静脈）の観察も行うとショックの評価や輸液負荷量の目安にもなります[3]．さらに，secondary surveyとして骨折の評価も行えますし，治療のための各種カテーテル挿入などのアシストにも用いることができます．まさに，POCUSの習得は研修医にとっての外傷診療の達人への第一歩かもしれません（図1）．

A）現場でのエコー検査（胸骨前面）　　B）来院後 CT（矢状断）

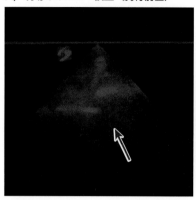 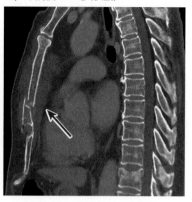

図1 プレホスピタルにおいてエコーで胸骨骨折を診断した症例
交通外傷患者に対し，現場でまずEFASTを行い陰性を確認，血胸，腹腔内出血，心タンポナーデ，気胸を否定した．しかしながら胸部前面の疼痛が強く，エコーで胸骨の骨折を診断（A➡）してから搬送となった（SonoSite iViz セクタープローブ使用）．来院後のCTでも胸骨骨折を確認できた（B➡）．
POCUSは外傷患者に対してFASTにとどまらず利用範囲は広いと考えられる．

③ damage control resuscitation (DCR)

　さて，primary surveyで腹腔内出血に伴うショックが判明した場合，次に何を考える必要があるでしょうか？

　大量出血を伴う患者への対応としてdamage controlという言葉がよく用いられます．damage controlはもともと軍艦が海上で損傷したときに沈没させずに港まで帰還させるための応急処置をさす言葉でした．大量出血を伴う重傷外傷への対応にこの概念が用いられ，DCR（damage control resuscitation：ダメージコントロール蘇生術）と呼ばれる治療方針としてまとめられています．

　重症患者を"沈没"させないためのDCRは3本立てとなっています（図2）．

1）DCS (damage control surgery：ダメージコントロール手術)

　致死的な重症外傷では初回の手術ですべてを修復する根治術をめざすと，手術時間が長くなり止血機能も破綻しかえって救命困難となるかもしれません．このような場合，まずは短時間の蘇生的手術のみを行います．「出血しているところのガーゼパッキング」「消化管損傷の閉鎖による汚染防止」など，迅速に必要な応急処置のみ行い，筋膜を閉鎖しない一時的閉腹で終了します．その後いったん集中治療により全身状態を立て直してから，数日以内に計画的再手術を行います．

　体幹部外傷に関して広く知られるようになったDCSですが，整形外科領域でもまず創外固定による一時固定を行い全身状態が安定してから根治術を行う治療をDCO（damage control orthopedics）と呼ぶことがあります．IVR（interventional radiology：画像下治療）においても迅速な循環動態の安定を目標とした経カテーテル的動脈塞栓術や，大動脈

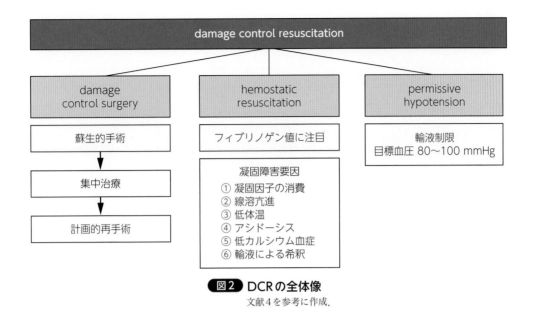

図2 DCRの全体像
文献4を参考に作成.

遮断バルーンによる血圧の維持はDCIR（damage control IVR）と呼ばれることもあります. 匠の判断力と技術で救命が行われる, 外傷診療のハイライトです[4].

2) hemostatic resuscitation

　　大量出血患者では凝固障害が発生します. 適切な止血手技を行っても, 止血機能が破綻していると全身のあちこちからの出血が制御できなくなりますので, 来院時から凝固障害対策を行うのが重要なポイントです.

　　血液検査の結果では, まずフィブリノゲン値に注目してください. 外傷においては, 消費, 線溶による分解, 希釈により低下し凝固障害の鋭敏な指標となります（図3）[5].

　　凝固障害の病態については諸説あるものの, いくつもの要因が複合的に重なり発生するので, その要因の一つひとつに対策を行うことが重要です.

❶ 出血による凝固因子の消費

　　大量出血でまず行われるのはもちろん, 赤血球輸血（red blood cell：RBC）の投与ですが重篤なショックでは同時に新鮮凍結血漿（fresh frozen plasma：FFP）や血小板（platelet concentrate：PC）の輸血を考慮する必要があります. 各施設で若干の方針の違いはあるでしょうが, おおむねRBC：FFP：PCを1：1：1になるように投与計画を立てるのがよいと考えられており[7], MTP（massive transfusion protocol：大量輸血プロトコール）と呼ばれています. FFPは専用の解凍装置がなければ融解に時間がかかるため, 早めのオーダーが必要です.

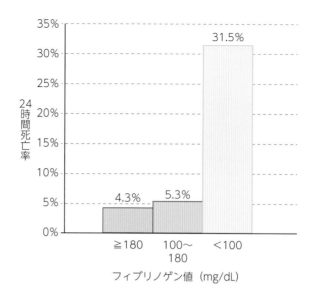

図3 フィブリノゲン値と外傷後24時間死亡率の相関
文献5より引用.
大量輸血を施行した外傷症例における来院時フィブリノゲン値ごとの死亡率.
100 mg/dLを下回ると急激に死亡率が高くなる. 欧州のガイドラインでは
フィブリノゲン補充の目標値は150〜200 mg/dLとされている[6].

❷ 線溶亢進

外傷による血管内皮の損傷, 凝固の活性化に続いて生じる二次線溶の亢進に加えて, 高度なショックでは一次線溶の亢進も混在します. この場合は検査上, FDP/D-dimer比が高くなる重篤な線溶亢進状態となり, フィブリノゲン値も高度に低下します[8, 9].

このような病態に対しては十分なフィブリノゲンの補充（一般的には積極的なFFPの使用）が治療の中心となりますが, 抗線溶薬であるトラネキサム酸の早期投与の有効性も報告されています[10].

> **【処方例】**
> トラネキサム酸（トランサミン®注10％）1gを10分で投与し, その後1gを8時間かけて投与.

❸ 低体温

体温35℃以下になると, 凝固障害, 血小板の機能障害が出現することが報告されています[11]が, 採血結果に反映されないので気がつきにくい病態です. このため体温低下を防ぐあらゆる努力を行う必要があります. 加温した輸液バッグを用いても, 通常の滴下速度では輸液チューブ内で室温近くにまで低下しますのでこれだけでは不十分です. 輸液チューブ自体を加温するような特殊な輸液装置, 周術期の体温低下予防に用いられる温風式加温装置, 保温マットなどを組み合わせて体温を維持する必要があります.

❹ アシドーシス

出血性ショックでは乳酸アシドーシスを合併します．実験動物ではpH 7.2以下のアシドーシスで凝固障害が発生するといわれています．残念ながら炭酸水素ナトリウムの投与でこのアシドーシスを補正しても凝固能は改善しないことが報告されています[12]．生理食塩水の大量輸液は高Cl性代謝性アシドーシスの原因となるため避けたほうがよいという報告もあります[13]が，これもまだ十分な検討がなされているわけではありません．やはり早期の止血と輸血による乳酸アシドーシスからの回復が重要であると思われます．

❺ 低カルシウム血症

大量輸血において，輸血製剤に含まれるクエン酸がカルシウムと結合し低カルシウム血症を生じるのはよく知られていますが，重症外傷では来院時から低カルシウム血症をきたすことも報告されています[14]．カルシウムは凝固カスケードにおいて重要な役割を果たしているため，低カルシウム血症は凝固障害の原因となります．カルシウムの補充を適宜行い，血液ガスで測定されるイオン化カルシウムを正常（1.0〜1.2 mmol/L以上）に保つようにしましょう．

> 【処方例】
> グルコン酸カルシウム（カルチコール®）10〜20 mL 静注
> （カルチコール®は添付文書で3.5 mL/分以下の速度で投与するように記載されています．20 mL投与するなら6分程度必要になります．生理食塩水50 mLなどに混注して点滴静注するのが便利です）

❻ 輸液による希釈

病院前輸液が施行された症例はフィブリノゲン値が低い傾向があり，止血治療までの輸液量が多いと予後が悪くなることが報告されています[15]．このため，次項のpermissive hypotensionの方針で輸液量をできるだけ制限し早期に輸血を開始しましょう．

3）permissive hypotension（低血圧の容認）

血圧を上昇させるための大量輸液は重症外傷の生命予後を悪化させることが報告されています[16]．輸液による血液の希釈に加え，血管内の血栓を破壊し出血を悪化させることが原因と考えられます．このため血圧の目標を低めにし輸液をできるだけ制限することが必要です[17]．収縮期血圧の目標としては，欧州の重症外傷診療ガイドラインでは80〜100 mmHg[6]，JATEC改訂第5版では80〜90 mmHg[2]という記載がありますが，どこまでの低血圧が許容されるのかはまだ十分にわかっていません．また，重症頭部外傷を合併している場合にはより高い血圧を要することが報告されています[18]ので，患者の状態に応じた微調整は必要です．

 ここがピットフォール

外傷後に血圧が下がっても盲目的に大量輸液をしてはいけません！

これらのDCRの方針を徹底するためには，体温を含めたバイタル情報に加え，血液ガスや血液凝固機能をくり返し測定することで早期に補正することが欠かせません．**リアルタイムの情報を制することが重傷外傷治療成功の要です．**

おわりに

初期研修医の皆さんは，これから外科の道に進む人もそうでない人も，現段階では重症外傷を治療する手技を身につけているわけではありませんね．重症外傷で上級医が奮闘しているとき，自分は邪魔にならないようについ隅っこで電子カルテに向かい記録係になってしまう…という気持ちもわからなくはありません．それでも，本稿を読んでいただき，「まだ技術のない研修医でも，知識があれば重症外傷対応の一翼を担える」という気持ちになってもらえるとうれしいです．重症外傷来院時は上級医の巧みな止血手技を学ぶ一方で，しっかり全身管理を行うこともできるように研鑽してください．

引用文献

1）総務省消防庁：令和元年版 救急救助の現況．2019
https://www.fdma.go.jp/publication/rescue/items/kkkg_r01_01_kyukyu.pdf

2）「改訂第5版 外傷初期診療ガイドライン JATEC」（日本外傷学会，日本救急医学会/監），へるす出版，2016
↑はじめの一歩．まずはここから．

3）Perera P, et al：The RUSH exam：Rapid Ultrasound in SHock in the evaluation of the critically lll. Emerg Med Clin North Am, 28：29-56, vii, 2010（PMID：19945597）

4）「改訂第2版 外傷専門診療ガイドライン JETEC」（日本外傷学会/監），へるす出版，2018

5）Inaba K, et al：Impact of fibrinogen levels on outcomes after acute injury in patients requiring a massive transfusion. J Am Coll Surg, 216：290-297, 2013（PMID：23211116）

6）Spahn DR, et al：Management of bleeding and coagulopathy following major trauma：an updated European guideline. Crit Care, 17：R76, 2013（PMID：23601765）

7）Holcomb JB, et al：Transfusion of plasma, platelets, and red blood cells in a 1：1：1 vs a 1：1：2 ratio and mortality in patients with severe trauma：the PROPPR randomized clinical trial. JAMA, 313：471-482, 2015（PMID：25647203）

8）早川峰司：外傷性凝固障害におけるフィブリノゲン．日本血栓止血学会誌，27：431-435，2016

9）早川峰司，他：鈍的外傷患者におけるFDP（fibrin/fibrinogen degradation products）高値と大量出血の関連性．日本救急医学会雑誌，21：165-171，2010

10）Shakur H, et al：Effects of tranexamic acid on death, vascular occlusive events, and blood transfusion in trauma patients with significant haemorrhage（CRASH-2）：a randomised, placebo-controlled trial. Lancet, 376：23-32, 2010（PMID：20554319）

11）Polderman KH：Mechanisms of action, physiological effects, and complications of hypothermia. Crit Care Med, 37：S186-202, 2009（PMID：19535947）

12）Darlington DN, et al：Coagulation changes to systemic acidosis and bicarbonate correction in swine. J Trauma, 71：1271-1277, 2011（PMID：21502874）

13）Kiraly LN, et al：Resuscitation with normal saline（NS）vs. lactated ringers（LR）modulates hypercoagulability and leads to increased blood loss in an uncontrolled hemorrhagic shock swine model. J Trauma, 61：57-64; discussion 64, 2006（PMID：16832250）

14）Ditzel RM Jr, et al：A review of transfusion-and trauma-induced hypocalcemia：Is it time to change the lethal triad to the lethal diamond? J Trauma Acute Care Surg, 88：434-439, 2020（PMID：31876689）

15）Bickell WH, et al：Immediate versus delayed fluid resuscitation for hypotensive patients with penetrating torso injuries. N Engl J Med, 331：1105-1109, 1994（PMID：7935634）

16）Haut ER, et al：Prehospital intravenous fluid ad分istration is associated with higher mortality in trauma patients：a National Trauma Data Bank analysis. Ann Surg, 253：371-377, 2011（PMID：21178760）

17）Tran A, et al：Permissive hypotension versus conventional resuscitation strategies in adult trauma patients with hemorrhagic shock：A systematic review and meta-analysis of randomized controlled trials. J Trauma Acute Care Surg, 84：802-808, 2018（PMID：29370058）

18）Spaite DW, et al：Mortality and Prehospital Blood Pressure in Patients With Major Traumatic Brain Injury：Threshold. JAMA Surg, 152：360-368, 2017（PMID：27926759）

■ 参考文献・もっと学びたい人のために

　1）「救急超音波テキスト」（亀田 徹，木村昭夫 / 編），中外医学社，2018
　　　↑POCUS の習得は外傷診療の強力な武器になります．FAST だけではもったいない．

Profile

大西新介（Shinsuke Onishi）
━━━━━━━━━━━━━━━━━━━━━━━━━━
手稲渓仁会病院 救命救急センター
当施設はドクターヘリ，全次型ER救急，急性期入院管理の三本柱を学ぶことのできる札幌の救命救急センターです．救急医以外の道を志す若手医師でも，「もう少し救急対応の自信をつけたい」という方を対象に数カ月単位から研修OKです．

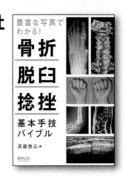

【研修医のかかわる術前・術後管理】

手術に参加する前の準備

高田　実

①手術には適応がある

②解剖を理解しよう

③手技をさせてもらえるチャンスはものにする

④復習は絵を描こう

1　手術適応を理解しよう

　　初期研修医は，2020年度より外科研修が必修となっています．施設によって研修する期間に違いはありますが，外科を全く希望していない先生方も必ず回らなければなりません．そこには避けては通れない手術研修があります．

　　ここで質問です．どうして手術をするのでしょう？ 答えは簡単です．患者さんに手術をしたほうがメリットがあるからです．例えば急性虫垂炎などの急性腹症は，保存的によくならない，あるいは手術をしたほうが早く治ると判断したから手術を行います．がんの手術はどうでしょうか？ 抗がん剤治療や放射線治療が，手術と同じ確率で病気が治るとしたら…きっと手術を受ける患者さんはほとんどいないでしょう．手術治療の方が長生きできる可能性が高いから手術を行います．よって**手術を行うには手術適応を考える必要があります**．外科の先生の個々の判断で手術が行われているわけではなく，evidenceやそれに基づくガイドラインなどによって，どの病院でも同じ手術適応で治療の選択が行われています．

　　それでは手術の術式はどうでしょうか？ 外科の先生の腕前で決まるのでしょうか？ そうではありません．がんの治療では術前の診断が大事になります．ステージングです．例えば胃の場合，粘膜にとどまるがんであれば，局所切除で取り切れれば再発しないことがわかっており，内視鏡治療の適応になります．しかし，粘膜下層にまでがんが及ぶとリン

パ節転移の可能性が出てくるため，手術適応になります．また，肝臓への転移が疑われれば手術の適応外になります．なので，**手術に参加する前の一番の準備は，手術適応を理解することです**．さらには，術前診断，ステージング，そこに続く術式の選択を理解して手術に向かいましょう！

2 解剖を予習しよう

さて，あなたは術前診断，手術適応を理解して手術に参加しました．次に待ち受ける壁は何でしょうか？ **解剖の理解**でしょう．みえてきた血管や，組織が理解できれば手術も楽しく参加できます．優しい先生がいれば，手術が終わるまで一つひとつ解説してもらえるかもしれませんが，必ずしも優しい先生ばかりではありません．それに，いくらか解剖が理解できていれば，質問もできますが，全く予習しないで挑んでしまっては，思いつく言葉もなく，ただ手術が終わるのを待って立ち続けるしかありません．それでは「罰ゲーム」と一緒です．

予習はどうしたらよいでしょうか？ 以前はひたすら先輩の手術を見学に行って盗んで覚えるものでしたが，今は便利です．インターネットなどで手術の動画を観ることが比較的簡単になりました．特に腹腔鏡手術は解説つきで達人の執刀症例を観ることができます．また最近は，各施設で以前行った手術は録画されていることが多く，多くの外科の先生は前日や前々日に手術の予習のために動画をみています．そこにご一緒させていただくのが，一番勉強になるかもしれません．そこまでなかなか難しいということであれば，**手術書を軽く読んで，「キーワード」を覚えてくる**のがよいでしょう．「それは総肝動脈ですか？」など質問できれば，いろいろ教えてもらえるきっかけになるでしょう．

3 技術を披露するチャンスをものにしよう

手術も終盤になり，執刀している外科の先生方にも余裕が出てきました．突然「これ結紮してみて」などと手技をさせてもらえることがあります．これは実際は「テスト」です．ちょっと経験させてあげよう，といったものではなく，ちゃんと練習してきているかを「テスト」しているのです．練習方法は外科の先生に聞いてみてください．個々の工夫が発見できるかもしれませんね．

「上手いね」となれば次もさせてもらえます．だけど「まだまだだね」となれば次はありません．これは外科専攻医でも同様です．「吻合やってみるか？」などと突然チャンスは訪れます．それはそこで練習するわけではなく，「待ってました」とばかりに技術を披露できなくてはなりません．上手くできると，次のチャンスも早く訪れます．できなければ，次のチャンスがいつ来るかはわかりません．チャンスをものにするためには，努力が必要です．ただし，努力していますと練習を売りものにしてはいけません．結果がすべてであり，その結果は指導医の先生が判断します．努力して結果が出ると自信になります．

4 復習をしてイメージをつかもう

　仕上げは復習です．といっても，初期研修医の段階では，なかなか難しいと思います．
復習までできなくても，手術をみておもしろかったなと思えれば成功でしょう．術後の経
過やドレーン管理なども，手術のイメージがつけば理解しやすくなると思います．

　外科に興味があり，外科系志望であれば復習も大事になります．絵が描けるとより理解
が深まります．後輩の復習ノートを参考に載せます（図）．最近はiPadを駆使してノート
をつくることもできるようになりました．ここまで描けると羨ましいです．手術が上手い
外科医は，絵も上手いといいますからね！

A)

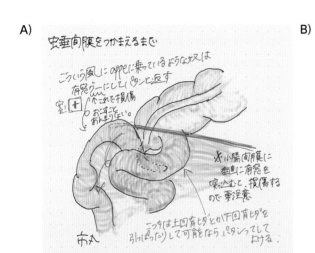

B)

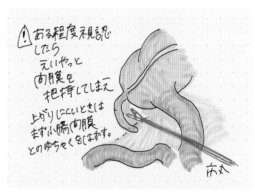

C)

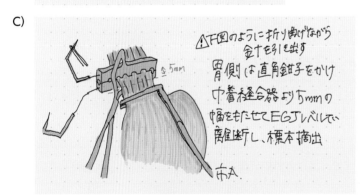

●図● 手術の復習ノート
A，B）腹腔鏡下虫垂切除の復習ノート，
C）胃全摘の復習ノート．
画像提供：市丸千聖先生（手稲渓仁会病院 外科専攻医）

おわりに

どうですか？手術に1回入るのにもたくさんの勉強が必要ですね！これらができれば充実した外科研修を送れると思います．実のある研修ができることを祈っています．

Profile

高田　実（Minoru Takada）

手稲渓仁会病院 外科
以前より，"手術がうまい外科医は，絵もうまい"といわれてきました．私は肝胆膵外科が専門ですが，名医といわれる先生方は絵がお上手でした．以前は紙と色鉛筆を準備して手術記録を書いたものですが，現在はデジタルの時代です．iPadを使うと意外と上手く描けます．今回，iPadで上手な絵を披露してくれた後輩は，きっとよい外科医になるでしょう！

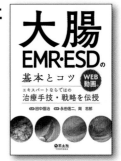

【研修医のかかわる術前・術後管理】

病棟回診で何をみる?

今村清隆

① 全身と局所に分けて診る
② ドレーン評価ポイントをおさえる
③ 常に感染対策に配慮する

はじめに

　　手術室での様子よりも，病棟回診の方が病院ごとのスタイルの違いが表れると思います．例えば当科の場合，外科専攻医以上をリーダーとして，初期研修医とのペアまたはグループで60～70名の患者を2チームに分けて毎朝の回診を行います．看護師，栄養士などのメディカルスタッフも協働します．だいたい朝9時半頃から開始し，朝11時までにはその日の点滴処方まで終わっている必要があるため，それぞれのチームが1時間で約30名を効率よく診て回る必要があります．ガーゼ交換やドレーンのチェックなども並行して行っています．また，『働き方改革』で休みもしっかりとることや，手術や外来，当直明けの代休などによって回診のメンバーは毎日変わるため，互いの情報共有が重要です．消化器外科全体で年間1,300件ほどの手術があり，そのうち約3割が臨時ですが，この回診システムによって支えられています．病棟には，定期・臨時手術前後の患者や，化学療法や緩和ケア中などさまざまな状態の患者がいます．本稿ではわれわれが，普段の回診で注意していることを共有したいと思います．

1 診るべきポイント：全身と局所に分けて診る

1）全身を診る

　　全身では，5つのバイタルサイン：脈拍・血圧・呼吸数・体温・疼痛について評価しま

す．また，意識状態，輸液量，尿量，食事量，排便・排ガスの有無などを確認します．
1点でなく，トレンド（＝前日からの変化）でみることが重要です．

2）局所を診る

　　局所では，腹部所見，特に腹部膨満の有無と，疼痛の程度を特に注意します．これには
経験が必要で，例えば術後には創部痛があるのが自然なので，何か異常があるときに，そ
れと見分ける必要があります．昔から"Flat abdomen is a good abdomen."といわれる
ように，腹腔内で何らかの炎症があると腸管蠕動が麻痺して（イレウス），膨隆します．た
だし，もともとの腹部の形状が重要で，痩せている方では腹部は臥位でScaphoid（舟状）
ですし，肥満がある方ではDistended（膨隆）しています．後から比較が可能なように，術
前の腹部所見をとる際には，それぞれの患者の腹部の形を覚えておきましょう．

● 腹部所見のとり方：たくさん正常を診よう

　　異常かどうかを早期に見つけられるようになるには，正常の経過をたくさん診る必要が
あります．創部について，当たり前ですが，なるべく痛くないように触るようにしましょ
う．患者から，痛みに配慮する医師だと認識されれば次のときの診察も容易になります．

2 ドレーンの診かた

1）回診時のドレーンの評価ポイント

❶ 刺入部
- ・清潔であるか
- ・感染徴候の有無

❷ 固定法
- ・しっかり固定できているか
- ・屈曲がないか
- ・患者にとって不快な点がないか

❸ 排液の性状と量
- ・閉塞がないか
- ・出血，感染，乳び漏の所見がないか

❹ 閉鎖式持続吸引ドレーンの場合
- ・正しく陰圧がかかっているか

　　図は腹腔鏡下脾温存膵体尾部摘出後の患者の
お腹です．ドレーンはきちんと固定されていま
すね．

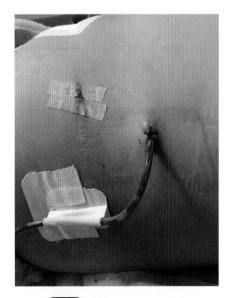

図　適切なドレーン固定

2) ドレナージ効率を考慮しよう

　回診中に研修医によくする質問は，ドレーンの太さと流速の関係です．ドレーンの半径を2倍にすると流速はどれくらい増えるかわかりますか？答えはなんと16倍．これは，ハーゲン-ポアズイユの法則といいます．ドレーンの長さ，圧格差，粘性係数なども大切ですが，**ドレナージ効率をよくしたければ，なるべく太い管を使いましょう**．三方活栓をドレーンの間に入れると狭くなることがあるので注意しましょう．ドレーンの固定についてもしっかりと確認して，せっかく入れたドレーンが抜けたりしないように観察しましょう．

ハーゲン-ポアズイユ（Hagen-Poiseuille）の法則
流速は管の半径の4乗に比例する
$$F = \pi r^4 / 8 \eta l \times \Delta P$$
（F：管の中を流れる液体の速さ，r：管の半径，η：粘性係数，l：管の長さ，
ΔP：圧較差）
　ドレーン効率を上げるには，なるべく，太く短いドレーンを選択すること，中の膿汁などドロドロした液体はなるべく生理食塩水で薄めて（洗浄して）粘性を下げてサラサラにすること，そして圧をかけることが有用ですが，そのなかで，この法則が示すように，特に管を太くすることが最も効果的です．

---

3 感染対策：回診で感染を広げない！

　回診が感染を広げることにならないか，特に手指衛生に常に配慮しましょう．クロストリジウム属などの芽胞を形成する菌にはアルコールは効果がありません．患者に触れた手で回診車を触らないこと，汚れたガーゼなどの扱いにも注意しましょう（ベッドや机の上に置かずビニールにすぐに包んで捨てるなど）．また耐性菌が出ている患者は最後に回診するようにします．

4 安心して任せられる医師になるために

　急ぐあまりに回診が機械的作業にならないようにしましょう．患者に対して威圧的にならないように心がけ，患者の痛みに配慮し，テープを貼る際にもゆっくりと貼るなどと注意しましょう．そして，なるべく笑顔で回診しましょう．

　指導医へのアドバイスとして，私は，後輩の医師を褒めるときはみんなの前で，逆に注意するときには場所を考えてと教わりました．RIME Framework（Reporter, Interpreter, Manager, Educator）を理解して後輩の成長過程を見守りましょう．安心して任せられる医師を養成することが，「働き方改革」にも必要です．

おわりに

　いかがでしょうか？病棟回診のしかたはそれぞれの施設で大きく異なると思いますが，初期研修の皆様は，まずは病棟で頼られる存在になれるように頑張ってください．専門医にむけてのトレーニングは後期研修医になってからで十分に間に合います．それぞれの科において入院患者のケアで大事なことは何か，それをこの時期に徹底的に学ぶことが大事と思います．もちろん術中所見を知らずに術後管理を行うことはできません．なぜ同じ術式でもこんなに術後経過が違うのだろうと疑問をもつことで，手術見学する際の興味が深まると思います．

Profile

今村清隆（Kiyotaka Imamura）

手稲渓仁会病院 外科 主任医長
詳細はP.2369参照.

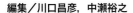

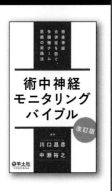

外科への興味・関心が高まったあなたへ…

～羊土社・外科系書籍のご案内～

特集「外科研修がはじまった！」はいかがでしたか？ "特集を読んで, 外科をもっと勉強したくなった" "単行本を何か1冊持っておきたい" …そんなあなたのために, 研修医にも読んでほしい外科系書籍を集めてみました.

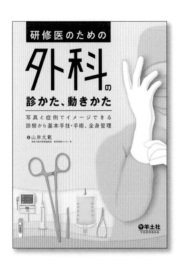

研修医のための
外科の診かた、動きかた
写真と症例でイメージできる
診察から基本手技・手術、全身管理

何を診てどう動くかがよくわかる外科研修の必携書！身体所見からの全身評価, 腹痛の診断方法や創傷処置・止血などの基本手技, 周術期管理の知識まで. 症例を参考に学べる！

山岸文範／著

■ 定価（本体 4,800円＋税）　■ B5判　■ 359頁
■ ISBN 978-4-7581-1852-1

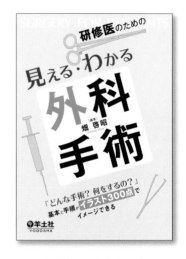

研修医のための
見える・わかる外科手術
「どんな手術？　何をするの？」
基本と手順がイラスト300点でイメージできる

初期研修医向けに外科手術を解説した1冊！研修で出会いうる主要な50の手術で, 所要時間や出血量, 手術の手順をわかりやすく解説. これを読めば, 手術がイメージできる！

畑　啓昭／編

■ 定価（本体 4,200円＋税）　■ A5判　■ 367頁
■ ISBN 978-4-7581-1780-7

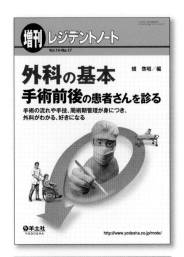
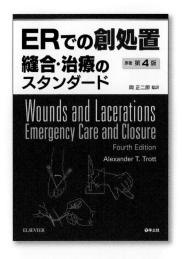
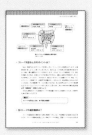

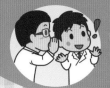

第45回 「陰性，陽性」表示の落とし穴…あなたはご存知!?

土屋達行

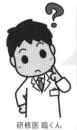

先生，先日大腸がん疑いの患者さんに便潜血反応でのスクリーニング検査を行ったのですが…便潜血「陰性」にもかかわらず，後日の大腸内視鏡検査で大腸がんが発見されたんですよ．便潜血の検査はスクリーニングとしてあまり役立たない…と考えた方がよいのでしょうか？

研修医 臨くん

便潜血反応は大腸がんのスクリーニング検査として大腸内視鏡検査と組み合わせることで大腸がんでの死亡率を減少させることがわかっているよ．ところで，便潜血の「陰性」「陽性」を検査でどのように判定しているのか…臨くんは知っているかい？ そこには落とし穴があるんだよ．

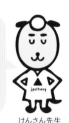

けんさん先生

 ● 解 説

● 便潜血反応検査の変遷

　一昔前の便潜血反応はベンチジン法，グアヤック法という化学法を利用していたんだ．化学法は「陰性」か「陽性」で表示される定性検査だね．ベンチジン法は非常に検出感度の高い方法なのだけれども動物の血液にも反応してしまうため，検査前数日は肉類などを除いた食事（潜血食）をする必要があったのがデメリットだったんだよね．なので，現在はヒトヘモグロビンに対する抗体を使って免疫学的に検出する方法に変更されているんだ．だから，現在は潜血食をとらなくても感度よく便潜血を検出することができるのだけれど，ヘモグロビンが消化されてしまうと検出できないため，上部消化管出血では陰性になってしまうことがある．また，ポリープを形成するがんでの陽性率は高く，陥凹型大腸がんにおける陽性率は低いことがわかっているよ．そのため，便潜血反応が陰性でも大腸がんが発見されることがある．そして，便が正しく採取されていないときには当然検出できないことが考えられるよね．

● 便潜血の判定方法

　便潜血の検査結果は「陰性」あるいは（−），「陽性」あるいは（＋）と記載されているけれども，その近辺に数字が記載されているのはご存知かな（表）？ 実は**免疫学的便潜血反応は定性検査ではなく，定量値で結果が出る定量検査**なんだ．免疫学的便潜血反応で検出できるヒトヘモグロビン量はng/mL単位で測定されており，それが結果として併記されているんだよ．極微量のヒトヘモグロビンを検出していることがわかる数値だよね．

表 ● 免疫学的便潜血の定量結果表示（例）

検査項目	結果値	コメント	参考値（単位）
便ヘモ量1日目	（−） 46		＜100 ng/mL
便ヘモ量2日目	（＋） 200		＜100 ng/mL

● cut off 値の必要性

　前述したように従来の化学法は定性検査で，結果は「陰性」もしくは「陽性」の表示．本当であれば，免疫学的便潜血反応の結果は定量表示なのだけれど，化学法の慣習にのっとり，判定がわかりやすい定性表示を踏襲しているんだ．これに似たようなことはほかの検査にもあって，B型肝炎ウイルス抗原，抗体の検査結果もほとんどが定量検査で行われているけど定性表示されているし，みんながよく使用しているCRPも30年くらい前までは「－，＋，2＋，3＋」と定性表示されていたんだけれども，現在では定量値として0.30 mg/dL以上は陽性と表示が変化している．この「**連続した定量値の陽性，陰性を分ける境界値**」をなんと言うだろう？　そう，cut off 値だよね．

● cut off 値の設定は完璧？

　では，cut off 値の設定はどのように行っているのだろう？　免疫学的便潜血反応のcut off値は，多数の検診受診者に対していくつかのcut off値を設定，それぞれのcut off値における陽性率や陽性者のなかで大腸がんが検出された症例数など多くの情報を検討し，その結果「最も大腸がんが検出できて，医療経済的にも効率がよい値」であるヒトヘモグロビン量100 ng/mLがcut off値として設定されたんだ．そうすると定性表示では「99 ng/mL＝陰性，101 ng/mL＝陽性」という結果になり，99 ng/mLの患者さんは経過観察，101 ng/mLの患者さんは追加精査…という臨床判断になる．でも，実際には99～101 ng/mLにはほとんど違いがないよね！？

　このように「**定量結果を定性表示している検査の結果判定はcut off値の概念を知っていることが重要である**」ことを理解してもらえたかな？

　また，施設によってはcut off値を100 ng/mLより低い値や100 ng/mL以上に設定している場合もある．なので，読者の皆さんは「自分の研修している施設のcut off値がいくつなのか？」を把握しておくべきだよ．将来的には，免疫学的便潜血反応もCRPのように数値のみで報告されるようになるんじゃないかな．そうなれば「陰性か？　陽性か？」を自分で考えて判定しなければいけないね．一度，自分が研修している施設で「定量検査なのに定性表示をしている検査項目」を確認してみるといい．案外多くてびっくりするかもしれないよ．

定量結果を定性表示している検査の結果判定は「cut off 値の概念と
自施設の cut off 値を知っていること」が重要だよ！

参考文献　　1）齋藤洋子，他：対策型検診における大腸がん検診のカットオフ値に関する一考察 ―効率化を図るために―．日本消化器がん検診学会雑誌，46：221-232，2008

※連載へのご意見，ご感想がございましたら，ぜひお寄せください！　また，「普段検査でこんなことに困っている」
　「このコーナーでこんなことが読みたい」などのご要望も，お聞かせいただけましたら幸いです．rnote@yodosha.co.jp

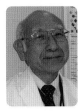

今月のけんさん先生は…
けいゆう病院の土屋達行でした！　けいゆう病院臨床検査科は，内科や外科と同じ診療科となっています．病院の中枢として，臨床検査専門医は臨床検査技師の皆さんとともに正しい検査結果を短時間で報告できるように頑張っています．当院はみなとみらいの好立地，ご興味がある方の見学をお待ちしています！！

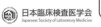

症例から深める Basic Lab
Clinical Laboratory Problem Solving

シリーズ編集／濱口杉大（福島県立医科大学 総合内科）

何となくで出しがちな基本検査，その所見を症例の流れからどう解釈するか？ 総合内科医の目のつけどころを紹介します．

第9回
原因不明の発熱と肝機能障害で紹介となった20歳代後半・妊娠34週の女性
（その1）

濱口杉大

症例

20歳代女性．当院転院時，妊娠34週1日（初産婦）．

生来健康．妊娠後特に問題なく経過していたが，1カ月前（妊娠30週）から徐々に倦怠感，その後右頸部痛を自覚した．かかりつけの産婦人科で相談し，感冒として葛根湯，クラリスロマイシン5日間内服を処方されたが症状の改善なく，転院15日前に近医内科にて肝機能障害を指摘された．しかし高血圧，蛋白尿は認められなかった．転院8日前，悪寒と37.5℃の発熱，両下腿に掻痒のないピンク色の皮疹を認め，皮疹は3日ほどで改善したが，微熱は継続し食欲不振を伴った．転院4日前に右頸部痛に対して市中病院Aの耳鼻科を受診したが原因ははっきりせず，肝機能障害が悪化していたため，同院消化器内科に紹介，入院精査となった．

入院後，38℃を超える発熱，悪寒，頭痛も出現して，ピペラシリン・タゾバクタムが開始となった．肝機能障害悪化のため大学病院での精査加療が望ましいと考えられ，当院産婦人科に紹介，転院の運びとなった．

既往歴はなく，工場勤務．喫煙歴なし，飲酒は妊娠前に機会飲酒のみ．海外渡航なし．不特定多数との性交渉歴なし．ペット飼育歴なし．海，山，川など自然への曝露なし．毎年の職場健康診断では特に異常を指摘されていない．

【転院4日前，市中病院Aでの検査結果】

WBC 6,100/μL（好中球78％，リンパ球14％），Hb 11.5 g/dL，Plt 11.7万/μL，破砕赤血球なし，ヘルメット赤血球なし，AST 384 IU/L，ALT 407 IU/L，LDH 575 IU/L，ALP 340 IU/L，γ-GTP 25 IU/L，Tbil 0.5 mg/dL，TP 6.1 g/dL，Alb 3.0 g/dL，BUN 4.5 mg/dL，Cr 0.56 mg/dL，CRP 3.72 mg/dL，赤沈 46 mm/時間，TSH 0.18 μIU/mL，FT4 1.99 μIU/mL，ChE 166 U/L，血糖 142 mg/dL，HbA1c 4.9％，PT-INR 1.02，aPTT 33.1秒

尿検査：尿潜血陰性，尿蛋白陰性，沈査異常なし

解説

　妊娠後期の妊婦の発熱を伴う肝機能障害である．トランスアミナーゼ（AST，ALT）の上昇がメインで胆道系酵素の上昇は顕著ではない．

　妊娠後期の肝機能障害で留意が必要なものは，preeclampsia，急性妊娠脂肪肝，HELLP症候群（Hemolytic anemia，Elevated Liver enzymes，Low Platelet count）がある[1]．これらの原因については研究がなされているものの依然として詳細は不明のままである．しかし治療の選択肢として分娩があることから，胎児を異物として許容している母体の事象が関係しているといえる．

　共通した所見と各疾患に特徴的な所見は以下のとおりである．

- 共通した所見　：血小板減少，肝機能障害，腎機能障害
- preeclampsia　：妊娠20週以降発生の高血圧，蛋白尿
- 急性妊娠脂肪肝：急性肝不全所見（凝固異常，肝性脳症，低血糖など）
- HELLP症候群：溶血性貧血

　しかしながら実際には共通した所見を多く伴っていることが多く，また互いに合併していることもあり，初期にこれらを鑑別することは困難な場合がある．致死的な状態となりうるため注意深い観察が必要となる．

　本症例は妊娠後期で血小板減少と肝機能障害が生じている．しかし高血圧がなく腎機能は正常で蛋白尿もない．溶血性貧血の所見，凝固異常がない．転院15日前にはじめて肝機能異常を指摘され，転院4日前にはデータが悪化しているが，上記疾患は比較的急激に進行することを考えると，本症例の経過はゆるやかであり，妊娠固有の合併症というよりはほかの原因による肝機能障害である可能性が高くなった．

症例のつづき

【転院4日前，市中病院Aでの検査結果（つづき）】
　HBs抗原抗体陰性，HBV-DNA陰性，HCV陰性，HIV陰性，HTLV-1陰性，HA-IgM陰性，HEV-IgA陰性，EBV既感染，CMV既感染，HSV既感染，麻疹既感染，風疹既感染，IgG 876 mg/dL，IgA 144 mg/dL，IgM 92 mg/dL，フェリチン 2,611 ng/mL，抗核抗体陰性，抗ミトコンドリアM2抗体陰性．
　腹部エコー：肝腫大あり，脂肪肝なし，肝辺縁鈍化なし，胆管拡張なし，肝内占拠性病変なし，ごく軽度脾腫あり，その他異常なし．

解説

　肝炎を生じるウイルスは陰性であり，自己抗体も陰性となっている．ウイルス性肝炎と自己免疫性肝炎の可能性が低くなった．肝機能異常を指摘される前に葛根湯とクラリスロマイシン

を内服しているため薬剤性肝障害の可能性はあるが，内服前にすでに倦怠感と右頸部痛が出現しており，病態はそのときからはじまっていたと推測する．

　いわゆる「肝酵素」というと，AST，ALT，LDH，ALP，γ-GTPが代表的なものであろう．このうちAST，ALT，LDHは肝細胞が障害を受けた際に逸脱してくる酵素である．一方でALP，γ-GTPは何らかの刺激を受けた肝細胞ないしは胆管細胞から分泌されてくる酵素である．本症例では早期にAST，ALT，LDHが上昇しており，肝細胞の障害がある．

　AST，ALTはほとんどすべての臓器細胞に存在するが以下の特徴がある[2]．

- ALTは肝細胞＞＞その他の臓器細胞
- 肝細胞内ではAST＞ALT
- ASTは肝細胞質（AST-s）とミトコンドリア（AST-m）に存在（s：soluble, m：mitochondrial）
- 重度肝細胞障害（AST，ALT＞1,000 IU/L）ではAST-mも放出される
- 半減期：AST-m約2時間，AST-s約17時間，ALT約47時間
- アルコール性肝障害では，アルコールによるミトコンドリア障害のためAST-mが常に放出され，AST＞ALTとなる

　肝細胞内の量の違い，半減期の違いから，肝炎初期ではAST＞ALT，その後ALT＞ASTとなり，以下の関係が理解できる．

- 急性肝細胞障害早期：AST＞ALTの割合で両者とも増加→細胞内の量の割合を反映
- 急性肝細胞障害後期：AST＜ALTの割合で両者とも減少→ASTの短い半減期，ALTの長い半減期を反映
- 重度肝細胞障害　　：AST＞＞ALTの割合で両者とも増加→AST-mも逸脱していることを反映
- 持続的肝細胞障害　：AST＜ALTの割合で両者とも維持→ASTの短い半減期，ALTの長い半減期を反映

Column

参考症例：低ALT血症

　60歳代男性．慢性腎不全（慢性腎炎からの腎不全）で血液透析を15年間行っている．

　元大酒家であり，透析を行う前は多いときで日本酒1日1升を飲んでいたが，現在は1日ビール350 mL程度となっている．

　定期血液検査：AST 11 IU/L，ALT 2 IU/L，LDH 253 IU/L，ALP 246 IU/L，γ-GTP 24 IU/L，Tbil 0.8 mg/dL

　数年前からALTの低値が続いているが，症状がないため経過観察となっている．患者からALTがなぜずっと低いのか問われた．

　トランスアミナーゼにはビタミンB₆誘導体であるピリドキサールリン酸が結合している．これ

をホロ型酵素という．しかしビタミンB6欠乏などでピリドキサールリン酸の結合が低下すると，非結合型のアポ型酵素となり酵素活性が失われすみやかに代謝されるため，採血検査では測定されない[3]（図1）．

このような状態は，ビタミンB6が低下するような，人工透析中（水溶性ビタミンであるビタミンB6は透析で取り除かれる），アルコール多飲，栄養障害などの患者に認められることが多い．また，この事象はALTの方がASTに比べて影響を受けるため，ALTの方が著しく低値となる．前述したアルコール性肝障害では，ミトコンドリア障害のためAST-mが常に放出され，AST＞ALTの上昇となるが，相対的にALTが低いのはアポ型酵素によるALT低値も影響していると考えられる．

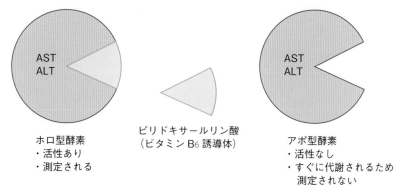

図1 ● トランスアミナーゼとピリドキサールリン酸の結合
・ビタミンB6欠乏でピリドキサールリン酸低下
・ALTの方がASTよりも影響を受ける
・透析（水溶性ビタミンB6が透析される），栄養障害，イソニアジド使用，アルコール多飲などで認められる

症例のつづき

【転院4日前，市中病院Aでの検査結果（再掲）】
AST 384 IU/L，ALT 407 IU/L，LDH 575 IU/L，ALP 340 IU/L，γ-GTP 25 IU/L，Tbil 0.5 mg/dL

【転院2日前，市中病院Aでの検査結果】
AST 781 IU/L，ALT 797 IU/L，LDH 853 IU/L，ALP 492 IU/L，γ-GTP 43 IU/L，Tbil 1.1 mg/dL

解説

市中病院Aでの2日後の結果はわずかにAST＜ALTであるが，両方とも増加して悪化しているので急性肝細胞障害は終わってはいない．持続的肝細胞障害となったのか，あるいは今後下がってくるのか，この後の経過をみないとわからない．

LDHもかなり上昇している．LDH（lactate dehydrogenase：乳酸脱水素酵素）は，解糖系

の最終段階の酵素で，すべての細胞に存在し細胞障害時に逸脱してくる．2種類のモノマーからなり，LDHアイソザイムは2種類のモノマーを4つ組み合わせたものとなっている．安定した酸素供給のある組織（心臓，脳，腎臓など）にはモノマーH（Heart，タイプBともいう）が多く，乳酸を多く含む組織（筋肉や血球など）にはモノマーM（Muscle，タイプAともいう）が多く含まれる．

LDHアイソザイムは全部で5つあり，半減期は以下のとおりである[4]．

- LDH1：H4　　　70〜80時間
- LDH2：M1H3　60〜75時間
- LDH3：M2H2　30〜40時間
- LDH4：M3H1　10〜15時間
- LDH5：M4　　　5〜10時間

しかしながら，「安定した酸素供給のある組織」と「乳酸を多く含む組織」はかなり重複しており，LDHアイソザイムのみで障害されている臓器を特定することは困難なことが多い．事実海外では，LDHアイソザイムに関する論文はそれほど多くなく，臨床的にはあくまで補助的な位置づけであると筆者は考える．

肝臓に多く含まれるのは筋肉タイプのLDH5であり，最も半減期が短いため，肝機能障害が回復するときにはLDHが最初に低下しはじめる．

トランスアミナーゼがほとんど上昇していない状況でLDHが上昇している場合，ほかの臓器の細胞障害が疑われる．LDHが異常高値であるにもかかわらず，AST，ALTが正常かそれほど上昇していないときには腎梗塞を疑うというのはさまざまな観察研究で示されている．また悪性リンパ腫ではLDHの上昇は予後不良因子の1つとなっている．

症例のつづき

【当院転院日の所見】

見た目：それほど辛そうではない

バイタルサイン：血圧125/71 mmHg，脈拍110回/分・整，体温39.2℃，呼吸数20回/分，SpO2 98％（室内気），身長165 cm，体重65 kg（胎児含む）

頭部：結膜異常なし．口腔内異常なし．顔面に淡い紅斑あり．

頸部：右頸部の腫脹・圧痛あり．甲状腺腫大なし．右後頸部リンパ節腫大1つ（1 cm）触知し圧痛あり．

胸部：肺音清．心音異常なし．心雑音なし．

腹部：妊娠による腹部膨隆，圧痛なし．腸蠕動音正常．肝叩打痛なし．

背部：脊柱叩打痛なし．仙腸関節圧痛なし．CVA叩打痛なし．

四肢：皮疹なし．関節腫脹なし．

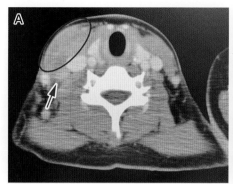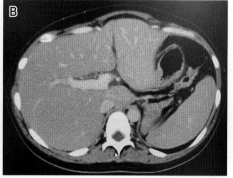

図2 ● 頸部〜骨盤部造影CT
A）右胸鎖乳突筋の腫大（○）とリンパ節腫脹（→）.
B）肝腫大.

【血液検査結果】

WBC 14,800/μL（好中球80％，リンパ球6％，異型リンパ球2％，Eo1％），Hb 11.2 g/dL, Plt 12.8万/μL, **AST 1,476 IU/L, ALT 1,176 IU/L, LDH 1,712 IU/L, ALP 635 IU/L, γ-GTP 59 IU/L, Tbil 3.8 mg/dL, Dbil 2.4 mg/dL**, TP 5.2 g/dL, Alb 2.2 g/dL, BUN 3.0 mg/dL, Cr 0.61 mg/dL, CRP 7.54 mg/dL, PT-INR 1.11, aPTT 28.8秒.

【画像検査】

頸部〜骨盤部造影CTにて右胸鎖乳突筋の腫大とリンパ節腫脹，肝腫大を認めた（図2）.

解説

　AST ＞ ALTの割合で増加しており，LDHも含めて1,000 IU/Lを超えたため，重度肝細胞障害が生じている．AST-mも逸脱していると思われる．またALP，γ-GTPの胆道系酵素，ビリルビンも上昇してきている.

　トランスアミナーゼが1,000 IU/Lを超える病態としては，下記が考えられる.

- ウイルス性肝炎
- 虚血性肝障害
- 薬剤性肝障害（特にアセトアミノフェン）
- その他：自己免疫性肝炎など

　急性肝不全の定義は，「初発症状出現から8週間以内に，高度の肝機能障害に基づいてプロトロンビン時間が40％以下ないしはINR 1.5以上を示すもの」となっているため，必ずしもトランスアミナーゼの高さとは関係がない．現時点では凝固異常がないため急性肝不全とはいえないが，発症からまだ1カ月しか経っておらず，今後どうなるか注意が必要である．さらに本患者はウイルス検査陰性，虚血を疑う状態や画像所見もなく，抗核抗体も陰性であり，現段階では上記4病態のどれにもあてはまりにくい．しかし自己免疫性肝炎は抗核抗体が陰性で

あっても，抗平滑筋抗体や抗LKM（抗肝腎ミクロソーム）-1抗体などが陽性になることがあり，また自己抗体が陰性にもかかわらず臨床像および組織像が典型的で副腎皮質ステロイドなどの免疫抑制療法も奏効する症例があり，自己抗体が陰性だからといって否定できない[5]．

本症例において，右胸鎖乳突筋の筋炎所見やリンパ節腫脹とこの肝機能障害がどのように結びつくのかも推論が難しい．測定できていないウイルス感染による筋炎と肝機能障害の可能性もある．

症例のつづき

入院2日目，胎児は十分成熟し分娩可能となっていたため，産婦人科の判断で誘発分娩となった．2,800gの女児を無事出産することができた．

その後総合内科に転科となった．

第10回に続く…

今回の Learning Point

- 妊娠後期の肝機能障害では，妊娠固有の合併症（preeclampsia，急性妊娠脂肪肝，HELLP症候群）と，通常の肝機能障害を起こす疾患の両者を考える
- 肝細胞障害ではAST，ALT，LDHの変化はその半減期や経時的変化のパターンを解釈して病態を把握する
- LDHアイソザイムはそれ単独で障害臓器を特定しにくいため，あくまで参考程度とする
- トランスアミナーゼが1,000 IU/Lを超える原因としては，ウイルス性肝炎，虚血性肝障害，薬剤性肝障害（特にアセトアミノフェン），自己免疫性肝炎などがある

◆ 引用文献

1）田中 篤，滝川 一：妊娠と肝障害．肝臓，45：341-344，2004
2）岡上 武，水野雅之：肝機能検査，肝障害について─健診における問題点．総合健診，42：307-312，2015
3）奥本和夫，他：アポ型ALTによりALTが異常低値を示したC型慢性肝炎に対して抗ウイルス療法を行った1例．肝臓，54：543-547，2013
4）Dumontet C, et al：Profiles and prognostic values of LDH isoenzymes in patients with non-Hodgkin's lymphoma. Leukemia, 13：811-817, 1999（PMID：10374888）
5）厚生労働省難治性疾患政策研究事業「難治性の肝・胆道疾患に関する調査研究」班：自己免疫性肝炎（AIH）診療ガイドライン（2016年）Ver3．2020
http://www.hepatobiliary.jp/uploads/files/AIHガイドラインver3%202020.1.27%281%29.pdf

濱口杉大
Sugihiro Hamaguchi
所属：福島県立医科大学 総合内科
専門：総合内科，熱帯医学

画像診断ワンポイントレッスン Part3

本コーナーでは画像診断のとっておきのポイントについて，放射線科の指導医と若手医師，そして初期研修医の3人によるカンファレンス形式で解説していきます．

第4回 「熱源精査」のCT ～確認すべきポイントは？～

● カンファレンス

指導医：今回は熱源精査目的のCTで注目すべき部位と所見について解説するよ．熱源精査となった際に，肺炎や尿路感染症，胆嚢炎（胆管炎）などの確認はするけれど，それで終わってしまっていることが多いのじゃないかな．見落としがちな発熱原因とその鑑別ポイントについて確認していこう．

◀ 血管壁の評価

若手放射線科医：それでは早速，最初の症例を提示します．所見はどうですか？

症例1 40歳代，女性．

数カ月前から間欠的に発熱があり，熱源精査目的に造影CTが施行された．

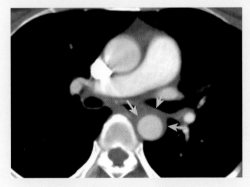

図1 胸部造影CT（早期相）

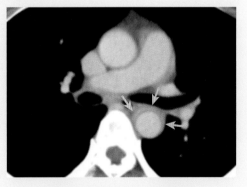

図2 胸部造影CT（後期相）

研修医：特に異常所見はないように見えますが…．

指導医：これは見逃してしまうかもしれないね．大動脈壁をよく見てごらん．

レジデントノート Vol. 22 No. 13（12月号）2020　　　2449

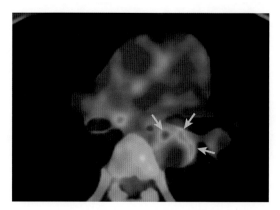

図3　症例1のFDG PET/CT

研修医：うーん…. あっ！ 下行大動脈壁が少し厚い気がします（**図1**━━▶）. 大動脈解離でしょうか.

若手放射線科医：造影早期相だけで判定すると偽腔が血栓化した解離のようにも見えますが，後期相を確認すると同部は造影増強効果を伴っており（**図2**━━▶），肥厚した動脈壁であることがわかります.

研修医：壁肥厚と造影増強ということは，何らかの炎症が疑わしいですね. そうなると，大動脈炎ではないでしょうか.

指導医：その通り！ 本症例は大動脈炎が疑われたので，その後FDG PET/CTが撮影されました.

研修医：PETですか？ がん以外でも撮影されることがあるのですか？

若手放射線科医：PET/CTは「悪性腫瘍のための検査」というイメージが強いと思いますが，FDGは腫瘍だけでなく炎症にも集積するため，大動脈炎にも有用です. 本症例のFDG PET/CTを提示します.

研修医：おぉ！ 肥厚した大動脈壁に一致してFDG集積が認められますね（**図3**━━▶）！これはまさしく大動脈炎！

若手放射線科医：FDG PET/CTは大動脈炎の診断と治療効果判定にきわめて有用であることが知られています[1]. 大動脈炎を疑ったら，FDG PET/CTでも確認しましょう. ちなみに，2018年4月から，大型血管炎（高安動脈炎と巨細胞性動脈炎）と診断された場合の病変の局在・活動性の可視化を目的としたFDG PET/CTは保険適応になっています.

研修医：高安動脈炎と巨細胞性動脈炎を画像的に鑑別することはできるのでしょうか.

指導医：これらの画像的鑑別は難しいことが多く，臨床情報が重要になります. それぞれの特徴について，ここでまとめておきましょう.

👆ワンポイント！ 高安動脈炎[2]

概念：高安動脈炎は大動脈とその主要分枝，肺動脈などを侵す原因不明の血管炎

疫学：若年〜中年の女性に好発（男女比＝1：8），アジア人に多い

臨床症状：発熱，全身倦怠感，食欲不振，体重減少，上肢乏血症状など

好発部位：大動脈弓周囲

画像所見：急性期では全周性の大動脈壁肥厚および壁の造影増強効果，慢性期では罹患血
管の狭窄・閉塞や拡張・瘤形成を認める

👆ワンポイント！ 巨細胞性動脈炎[3, 4]

概念：大型・中型の動脈に多核巨細胞を伴う肉芽腫を形成する血管炎

疫学：高齢者に好発し，女性にやや多い（男女比＝1：2〜3），欧米白人に多い

臨床症状：発熱，倦怠感，側頭部の頭痛，下顎跛行など．リウマチ性多発筋痛症の合併が
多い

好発部位：外頸動脈分枝（特に側頭動脈），椎骨動脈

画像所見：動脈壁肥厚と壁の造影増強効果を呈する．進行すると動脈内腔狭窄をきたす

診断基準：**表**の5項目中3項目以上を満たすとき巨細胞性動脈炎と分類する

表　米国リウマチ学会による巨細胞性動脈炎の分類基準（1990年）

項目	定義
① 発症年齢が50歳以上	臨床症状や検査所見の発現が50歳以上
② 新たに生じた頭痛	新たに出現した，または新たなタイプの限局性頭痛
③ 側頭動脈の異常	頸動脈の動脈硬化と関係のない側頭動脈の拍動性圧痛あるいは脈拍減弱
④ 赤沈の更新	50 mm/時以上（Westergren 法）
⑤ 動脈生検組織の異常	単核球細胞の浸潤または肉芽腫を伴う炎症があり，多核巨細胞を伴う

文献3より引用.

研修医：年齢分布や好発部位が両者では異なるのですね．覚えておきます.

指導医：熱源精査の際に血管壁の評価が重要なことが理解できたかな.

◀ 回盲部の評価

指導医：それでは，次の症例をみていこう．

症例2 **40歳代，男性．**

4週間前から続く発熱の精査目的に，単純CTが撮影された．

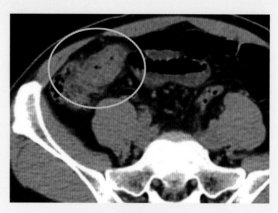

図4　腹部単純CT

研修医：やや非特異的な印象ですが，回盲部壁が全周性に軽度肥厚しています（**図4**○）．何らかの腸炎でしょうか．

指導医：よく気がついたね．今回は局所に絞って画像を提示しているからわかりやすかったと思うけれど，**実際の読影では回盲部に病変がないか積極的に確認しないと見落としてしまいがちなので注意しよう．**

若手放射線科医：実際，本症例も最初の読影では見逃されていました．しかし，よくよく確認してみると回盲部壁の肥厚が認められたため，悪性病変も否定できないという理由で，FDG PET/CTが撮影されました．

研修医：壁肥厚部に一致した集積がありますね（**図5**○）．つまりがんということですか？

指導医：先ほどの大動脈炎の症例でも提示したように，FDGは炎症にも集積するので，この検査だけではがんなのか腸炎なのかの判定は難しいね．ただし，FDG PET/CTでは回盲部以外には有意な集積は認められなかったので，病変は回盲部に限局していることが判明したよ．

研修医：それで，本症例は結局その後どうなったのでしょうか．

若手放射線科医：下部消化管内視鏡が施行され，生検にてCrohn病と診断されました．

研修医：Crohn病ですか!? 腸管症状が乏しいこともあるんですね…．

指導医：Crohn病を知っている先生は多いと思うけれど，こういった形で遭遇すると診断に苦慮するんじゃないかな．Crohn病についても整理しておこう．

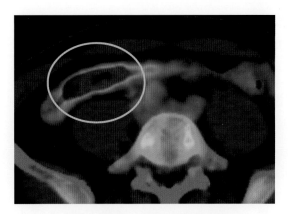

図5　症例2のFDG PET/CT

👆**ワンポイント！**　Crohn 病 [5]

概念：炎症性腸疾患の1つで，免疫異常などが関与した慢性肉芽腫性炎症疾患

疫学：10〜20歳代に多い．やや男性に多い（男女比＝2：1）

臨床症状：下痢，腹痛，発熱，体重減少，血便，肛門病変（例：痔瘻）など

好発部位：回腸末端（ただし，口腔から肛門に至るどの部位にも生じうる）．区域性，非連続性の分布を呈する

画像所見（CT）：急性期には，腸管壁の肥厚と造影増強，腸管周囲脂肪織の浮腫性変化および腸管膜の血管拡張を認める．慢性期には粘膜下の脂肪沈着や腸管狭窄を生じる

研修医：Crohn病で不明熱という印象がなかったので，少し驚きました．

若手放射線科医：回腸末端の炎症像を認めた場合，実際にはCrohn病以外にもさまざまな疾患が鑑別になります．**具体的には，通常の感染性腸炎（いわゆる食中毒）であればエルシニアが原因のことが多いですし，それ以外にも腸結核，腸管Behçet病，悪性リンパ腫なども類似した画像所見を呈することがあります．**

指導医：Crohn病に限らず，腸結核，腸管Behçet病，悪性リンパ腫はいずれも不明熱の原因となりうる疾患だね．熱源精査時には，回盲部病変の有無を必ずチェックしよう．

◀ 腸腰筋の評価

若手放射線科医：それでは次の症例を提示します．所見はどうですか．

症例3 80歳代男性．

発熱の精査目的に造影CTが施行された．

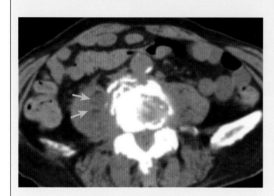 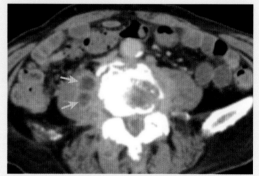

図6　腹部単純CT　　　　　　　　　図7　腹部造影CT

研修医：右大腰筋は対側に比べてやや腫大しています．単純CTではやや不明瞭ですが，腫大
した大腰筋内部に淡い低吸収域が認められます（図6➡）．造影CTでは低吸収域の辺縁に
沿った造影増強効果があります（図7➡）．膿瘍が疑われます．

指導医：その通りだね．今回も画像の範囲を絞って提示しているから病変を見つけるのはそれほ
ど難しくなかったかもしれないけど，実際の日常診療では見落としやすいので気をつけよう．

若手放射線科医：今回は単純CTでも膿瘍を同定できましたが，膿瘍の性状によっては筋肉と
等濃度になることもあります．その場合，**大腰筋の腫大のみが異常所見となりますので，左
右差に注意して読影する必要があります**．

研修医：本例は大腰筋に膿瘍があるので，いわゆる腸腰筋膿瘍という診断名になるのかと思い
ますが，本症例には背部痛などの症状はなかったのでしょうか．

指導医：するどいね．本症例は高齢だったこともあり意思疎通がやや難しく，本人からの強い
腰痛の訴えもなかったのだけれど，今回の読影結果を踏まえ身体診察したところ，背部叩打
痛が確認されたよ．腸腰筋膿瘍の症状として発熱，腰痛，psoas position（股関節屈曲）が
有名だけれど，これらは特異性の高い症状ではないので，実際には不明熱に対するCT検査
ではじめて見つかることが多いよ．

若手放射線科医：腸腰筋膿瘍を認めた場合，化膿性脊椎炎の有無を精査する必要があります．
腸腰筋膿瘍は単独でも生じますが，化膿性脊椎炎に合併することが多いためです．化膿性脊
椎炎の診断はCTでは難しいことも多いので，MRIでの精査が望ましいです．以下に本症例
の腰椎MRIを提示します．所見はどうですか．

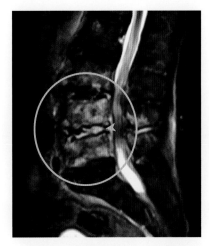

図8　腰椎脂肪抑制T2強調画像

研修医：L4，5椎体（**図8○**）およびL4/5椎間板（**図8≫**）の信号上昇を認めます．T2強調画像で高信号を呈していることから，炎症や浮腫が示唆されます．椎間板炎を背景として，上下椎体に炎症が波及したものと考えられます．以上より，化膿性脊椎炎が示唆されます．

若手放射線科医：完璧ですね…．

研修医：いえ，読影レポートにそう書いてあったので…．正直，自分にはMRIはまだちょっと難しいです．

指導医：MRIはとっつきづらいかもしれないけど，「炎症」という観点でいえば，脂肪抑制T2強調画像で明るくなっている（すなわち高信号の）部分を見つけるように心がけるといいよ．基本的にはその部分に炎症が生じているからね．

若手放射線科医：化膿性脊椎炎についても，整理しておきましょう．

🖐ワンポイント！　化膿性脊椎炎[6]

概念：脊椎，椎間板の細菌感染．原因菌は黄色ブドウ球菌が最多．血行性（尿路感染や感染性心内膜炎など）に生じることが多いが，周囲感染巣からの波及も原因となる

疫学：50歳代以降に多く，加齢とともに増加する．患者は免疫低下状態にあることが多い

好発部位：腰椎＞胸椎＞頸椎（仙椎は稀）

治療：抗菌薬が第一選択だが，膿瘍が大きい場合や抗菌薬の効果が乏しい場合は，ドレナージが必要となる

画像所見：

【CT】椎体の破壊性変化，椎体終板の辺縁不明瞭化

【MRI】T2強調画像にて椎間板が高信号を呈する．椎間板に隣接する上下2椎体も，骨髄浮腫を反映して高信号を呈する．椎体周囲に炎症が波及した場合には，傍椎体や大腰筋内に膿瘍を形成する

研修医：熱源精査時には腸腰筋もよく確認するよう気をつけます.

指導医：うんうん．みるべきポイントがわかってきたね.

◀ リンパ節の評価

指導医：それでは，最後の症例にいこう．所見はどうかな.

症例4 **20歳代女性.**

数週間前より続く発熱の精査目的に造影CTが施行された.

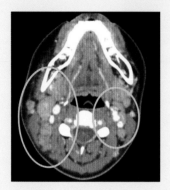

図9　頸部造影CT

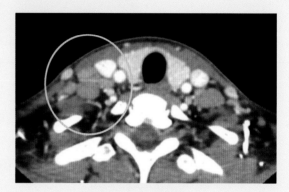

図10　頸部造影CT
図9より尾側を拡大して掲載.

研修医：右側優位に両側頸部〜鎖骨上窩に多発するリンパ節腫大を認めます（**図9，10**○）．
リンパ節内部の造影効果は比較的均一です．悪性リンパ腫でしょうか.

若手放射線医：多発性のリンパ節腫大を認めた場合，当然ながら悪性病変の除外が必要にな
ります．**悪性リンパ腫では，結核性リンパ節炎や頭頸部がんのリンパ節転移でみられるよう
なリング状濃染を呈することは少なく，本例のように均一な造影効果を呈することが多いで
す**．悪性リンパ腫を含め，悪性腫瘍自体が不明熱の原因となることを考慮すると，悪性リン
パ腫は外せない鑑別といえますね.

研修医：それでは悪性リンパ腫が最も疑わしいということでしょうか？

指導医：悪性リンパ腫は確かに鑑別になるけれども，本例はリンパ節の融合傾向に乏しい点が
典型的とはいえないね．悪性リンパ腫は高度に腫大したリンパ節が融合するような形状をと
ることが多いけれど，本例では個々のリンパ節のサイズ自体はそれほど大きくなく，個々の
輪郭もはっきりしているね．こういった腫大のパターンは，腫瘍よりも反応性変化でみられ
ることが多いよ.

研修医：それでは，何らかのウイルス感染に対する反応性変化が疑わしいのでしょうか.

若手放射線科医：まぁその辺りに落ち着きますが，若年女性でこのようなパターンの頸部リン
パ節腫大を認めた場合は，菊池病を考えなくてはいけません.

研修医：菊池病？ 聞いたことがあるような，ないような….

指導医：菊池病は研修医の先生には少し難しかったかな．不明熱の原因としては，比較的頻度の高い疾患なので，知っておいたほうがいいね．

👆ワンポイント！ 菊池病[7, 8]

概念：原因不明のリンパ節腫大をきたす疾患で，何らかの感染〔EB（Epstein-Barr）ウイルス，HHV（ヒトヘルペスウイルス）-6，HHV-8，パルボウイルス，トキソプラズマなど〕を契機に発症するとされている．組織球性壊死性リンパ節炎とも呼ばれる

疫学：アジア系の若年女性（10～30歳代）に多い（男女比＝1：2）

臨床症状：発熱，（特に頸部の）リンパ節腫大，頭痛，倦怠感，上気道症状など．血液検査にて白血球低下，異型リンパ球出現，LDH上昇が比較的特徴的とされる．診断にはリンパ節生検が必要

画像所見：内部均一な頸部リンパ節腫大を認める．左右差が認められる場合も多い．腫大したリンパ節のサイズは悪性リンパ腫と比較すると小さく扁平で，3～3.5 cmを超えないとされる

若手放射線科医：本症例ではリンパ節生検が施行され，最終的に菊池病と診断されました．**病理学的には壊死巣が特徴的な所見ですが，画像的には多くのリンパ節の造影効果は均一で，リング状濃染や造影欠損を認めるのは10％未満と少ないことに注意しましょう．**

研修医：なるほど．覚えておきます．

指導医：熱源精査の際にリンパ節に注目することは非常に重要だよ．悪性リンパ腫や菊池病のようにリンパ節腫大そのものが重要な所見のときもあるけれど，炎症による間接的な所見としてのリンパ節腫大が，発熱部位を特定する際の手がかりになることがあるよ．

研修医：具体的にはどのようなシチュエーションが考えられますか．

若手放射線科医：例えば，関節リウマチは不明熱の原因となることがありますが，関節リウマチでは腋窩リンパ節腫大がしばしばみられます．これは，手関節や肘関節の炎症による二次的所見です．通常，CTでは四肢は撮影範囲外となりますが，腋窩や鼠径のリンパ節腫大から，四肢に炎症が存在している可能性を疑うことができます．

研修医：画像では見えないものを，画像から推察するわけですか．奥が深いですね．

指導医：画像診断の醍醐味といえるね．

指導医：それでは，まとめに入るよ．今回は熱源精査CTで見るべきポイントとして，血管壁，回盲部，腸腰筋，リンパ節について勉強したね．いずれも注意深く観察しないと見落としてしまう部位といえるね．肺炎などの所見を確認することはもちろん重要だけれど，はっきりした熱源が同定できなかったときには，これらの臓器に注目することで，1つ上のレベルでのCT読影が可能になるよ．熱源を的確に診断することで，適切な治療につなげよう．

引用文献

1） Slart RHJA：FDG-PET/CT(A) imaging in large vessel vasculitis and polymyalgia rheumatica：joint proce-dural recommendation of the EANM, SNMMI, and the PET Interest Group（PIG）, and endorsed by the ASNC. Eur J Nucl Med Mol Imaging, 45：1250-1269, 2018（PMID：29637252）

2） Matsunaga N, et al：Takayasu arteritis：protean radiologic manifestations and diagnosis. Radiographics, 17：579-594, 1997（PMID：9153698）

3） Hunder GG, et al：The American College of Rheumatology 1990 criteria for the classification of giant cell arteritis. Arthritis Rheum, 33：1122-1128, 1990（PMID：2202311）

4） Klink T, et al：Giant cell arteritis：diagnostic accuracy of MR imaging of superficial cranial arteries in initial diagnosis-results from a multicenter trial. Radiology, 273：844-852, 2014（PMID：25102371）

5） Furukawa A, et al：Cross-sectional imaging in Crohn disease. Radiographics, 24：689-702, 2004（PMID：15143222）

6） Dagirmanjian A, et al：MR imaging of vertebral osteomyelitis revisited. AJR Am J Roentgenol, 167：1539-1543, 1996（PMID：8956593）

7） Na DG, et al：Kikuchi disease：CT and MR findings. AJNR Am J Neuroradiol, 18：1729-1732, 1997（PMID：9367324）

8） Lo WC, et al：Ultrasonographic differentiation between Kikuchi's disease and lymphoma in patients with cervical lymphadenopathy. Eur J Radiol, 81：1817-1820, 2012（PMID：21546181）

profile

堀田昌利（Masatoshi Hotta）
国立国際医療研究センター 放射線科
画像診断ワンポイントレッスンも遂にPart3を迎えました.
これからも, 日常診療ですぐに役立つ画像診断のコツを, わかりやすく解説していきます.「画像診断って面白いなぁ」
と1人でも多くの先生に感じてもらえれば嬉しいです.

※本連載は隔月掲載です.

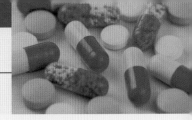

アトピー性皮膚炎の治療薬：正しい使い方

加藤則人（京都府立医科大学大学院医学研究科 皮膚科学）

◆薬の使い方のポイント・注意点◆

- ステロイド外用薬はアトピー性皮膚炎の治療の主体である
- 適切な強さ（ランク）のものを適切な期間用いることが重要である
- 皮疹の部位や性状，重症度などからランクや基剤を使い分ける
- 湿疹が軽快した後の保湿外用剤によるスキンケアは，皮疹の再燃を予防するために重要である

1. 病態，薬の作用機序

アトピー性皮膚炎は，小児から若年成人の約1割にみられる炎症性皮膚疾患である．多くは幼少期にはじまり，瘙痒のある湿疹が左右対側性に出現し，悪化と軽快をくり返す[1]．遺伝的要因や低湿度などの環境要因による皮膚バリア機能の低下のために，汗や唾液，洗浄剤のすすぎ残しなど日常生活における軽微な刺激で皮膚炎（＝湿疹）が生じやすいことが，病態形成にきわめて重要である．皮膚バリア機能が低下した皮膚から侵入したアレルゲンに対して感作（経皮感作）が成立すると，それらのアレルゲンによるインターロイキン（IL）-4やIL-13などの2型サイトカインを介したアレルギー炎症が生じ，これも病態形成に大きく関係する．アトピー性皮膚炎では，皮膚の炎症のために，皮膚バリア機能がさらに低下し易刺激性が増すとともに，痒みによる掻破の刺激など悪化因子がますます増えていく悪循環によって，さらなる悪化や慢性化をきたす．

治療の3本柱は，薬物療法，スキンケア，悪化因子対策だが，皮膚の炎症を制御し悪循環を止める薬物療法，特にステロイド外用薬を主とした抗炎症外用薬が重要である[1]（図1）．

ステロイド外用薬は，すぐれた抗炎症作用を有し，急性病変，慢性病変のいずれにも有効で即効性が期待できる．一方で，長期連用による皮膚萎縮，毛細血管拡張などの局所性副作用を避けることも大切である．したがって，**ステロイド外用薬を使用する際は，安全性を考慮しつつ高い効果を得るために，皮疹の部位や性状，重症度などを考慮して適切なランクのものを選択し適切な期間使用することが大切である．**

タクロリムス外用薬は，T細胞などの免疫担当細胞の機能を比較的選択的に抑制する抗炎症外用薬で，2歳以上のアトピー性皮膚炎に使用が可能である．ステロイド外用薬にみられる皮膚萎縮の副作用がない．

低下した皮膚バリア機能を補うために，角質の水分量を補う保湿外用剤によるスキンケアが重要である．保湿外用剤は皮疹が軽快してステロイド外用薬やタクロリムス外用薬を必要としなくなったあとも，継続して外用することが望まれる．

2. 薬の種類
1）ステロイドのランク

ステロイド外用薬は，日本では一般に5つのランクに分類される[1]（表1）．ステロイド外用薬の吸収率は前腕内側を1とすると，頬は13.0，頭部は3.5，陰嚢は42，手掌は0.83，足底は0.14と部位によって異なる[2]．顔面，頸部，外陰部，腋窩などの間擦部のように皮膚が薄く薬剤の経皮吸収がよい部位には，原則としてミディアムクラス以下の低いランクのものを用いる．眼瞼周囲への使用では眼圧上昇の可能性にも配慮する必要がある．大量または長期にわたる広範囲の使用や密封法（塗布部位をラップなどで覆う方法）によって，ステロイドの全身性副作用があらわれることがあるので漫然と使用しないようにする．

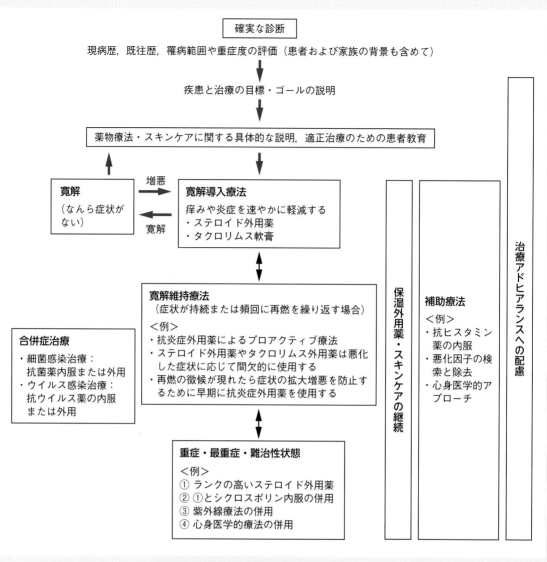

図1　アトピー性皮膚炎の診断治療アルゴリズム
文献1より転載：©日本皮膚科学会.

2）主剤と基剤

　外用薬には，薬効の主役になる主剤（ステロイド，タクロリムスなど）と，主剤が病変部に効率よく作用するために主剤を溶解する基剤がある．主な基剤には，油脂性の軟膏，クリーム，ローションなどがある．軟膏は刺激が少なく皮膚からの水分蒸散を防ぐため，アトピー性皮膚炎の湿疹病変には軟膏基剤を使用するのが原則である．一方で，軟膏はベトベトした使用感が好まれない傾向があるので，紅斑や丘疹には夏期にはクリーム基剤を使用するなど，患者の使い心地や好みに応じて使い分けることで，治療アドヒアランスを向上させることが期待できる．頭皮の病変にはローション基剤が使用しやすい[1].

3）皮疹の性状による使い分け

　アトピー性皮膚炎診療ガイドラインでは，皮疹の性状に応じてステロイド外用薬のランクを決めることが推奨されている[1]（**表2**）．炎症症状に乏しい軽度の乾燥のみがみられる場合には，ステロイド外用薬を使用せず保湿剤のみの外用を行う．乾燥症状に

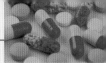

3. 薬の選び方・使い方

【軽微な皮疹（皮膚の乾燥）および寛解維持期】

> ・ヘパリン類似物質（ヒルドイド®ローション，ヒルドイド®ソフト軟膏），1日1～2回

保湿外用剤は皮疹が軽快してステロイド外用薬やタクロリムス外用薬を必要としなくなったあとも，継続して外用することで，皮疹の再燃を予防する効果が期待できる．

【体幹，四肢】

> ・軽症の皮疹　：0.3％吉草酸酢酸プレドニゾロン（リドメックス®）軟膏，1日1～2回
> ・中等症の皮疹：0.12％ベタメタゾン吉草酸エステル（リンデロン®V）軟膏，1日1～2回
> ・重症の皮疹　：0.05％酪酸プロピオン酸ベタメタゾン（アンテベート®）軟膏，1日1～2回

ステロイド外用薬の抗炎症作用を最大限に発揮し，長期連用による皮膚萎縮や毛細血管拡張などの副作用を避けるため，皮疹の性状や重症度，部位などを考慮して適切なランクのものを選択することが重要である．

【顔面】

> 0.1％ヒドロコルチゾン酪酸エステル（ロコイド®）軟膏，または
> 0.1％（16歳以上）ないしは0.03％（2歳以上15歳以下）タクロリムス（プロトピック®）軟膏，1日1～2回

顔面や頸部は，皮膚が薄く薬剤の吸収がよいため，ステロイド外用薬の副作用に特に注意が必要である．皮疹が軽快すればすみやかにステロイド外用薬の中止や使用回数の減少，タクロリムス軟膏（2歳以上の場合）への切り替えを行うべきである．

【頭皮】

> 0.3％吉草酸酢酸プレドニゾロン（リドメックス®）ローション，1日1～2回

引用文献

1) 日本皮膚科学会，日本アレルギー学会：アトピー性皮膚炎診療ガイドライン2018．日本皮膚科学会雑誌，128：2431-2502，2018
https://www.dermatol.or.jp/uploads/uploads/files/guideline/atopic_GL2018.pdf
2) Feldmann RJ & Maibach HI：Regional variation in percutaneous penetration of 14C cortisol in man. J Invest Dermatol, 48：181-183, 1967（PMID：6020682）
3) 加藤則人：ステロイド（外用）の使い分け．「レジデントノート増刊 同効薬，納得の使い分け」（片岡仁美/編），pp262-265，羊土社，2019

【著者プロフィール】
加藤則人（Norito Katoh）
京都府立医科大学大学院医学研究科 皮膚科学

それゆけ！エコー・レジデント！

日常診療でのエコーの使いどころ

シリーズ編集／ Point-of-Care 超音波研究会 広報委員会

第2回　エコー下での膝関節穿刺
～患者も研修医も上級医も安心！

植村和平

POCUS（Point-of-care ultrasound）とは，場所を問わず診察医が行うことのできる超音波検査のことをさします．本連載では，臨床の最前線で使える POCUS の魅力を，研修医 A くん＝"エコー・レジデント"の経験するさまざまな症例を通してお届けします．

■ プロローグ

週末に POCUS の Web セミナーを受けて，エコーを使う有用性を肌身に感じてきた研修医 A くん．今週の当直でもエコーを使ってみようと思わせる症例をハンターのごとく探していると，こんな患者さんが来院した．

症例　左膝関節痛の高齢患者

患者 B　80 歳女性
高齢独居．高血圧，脂質異常症，変形性膝関節症で当院通院中．
前日に久々のパークゴルフの大会があり，優勝した．今日になって左膝に違和感が出現し，様子をみていたものの夕方くらいから腫れてきて痛みもあるので心配になり受診した．

本連載内で (movie) マークのある図については動画を Web でご覧いただけます

● **スマートフォン・タブレットで観る**
(movie) マークの図に併記の二次元コードから直接閲覧できます

● **PC で観る**
① 羊土社 HP（https://www.yodosha.co.jp/）へアクセス，トップページ右上から「書籍・雑誌付録特典」ページへ移動
② 右記の特典利用コードを入力：**eyz-quok-imom**（会員登録不要）

※付録特典サービスは予告なく終了する場合がございます．本サービスの提供情報は羊土社 HP をご参照ください

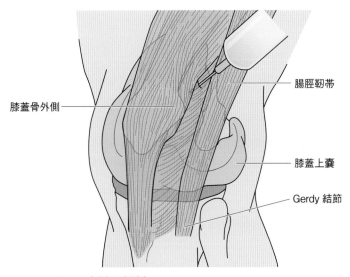

腸脛靭帯

膝蓋骨外側

膝蓋上嚢

Gerdy 結節

図1　左膝の解剖
膝蓋上嚢は広がりの大きい構造物である.

研修医Aは膝の診察をはじめた.

研修医A「発赤はないけど，ちょっと膝回りの肉付きがよくて，すこしわかりづらいな．左の方が腫れていそうだけど」

患者B 「注射でちゃっちゃとよくしてください」

研修医A「関節穿刺したほうがいいのかな？ あんまり自信ないのだけど．うーん，上級医C先生にも診てもらおう！」

やってきた上級医Cも膝の診察を行った.

上級医C「お，これは溜まっているね．膝蓋上嚢の広がりはここまでありそうだ（図1）．エコーを当てて確認しようか」

エコーガイド下の触診：sonopalpation

　膝関節痛の鑑別のためには，圧痛点の構造を理解した触診のスキルが重要です．そのスキルを得るために大切なのは解剖の知識ですが，解剖書を開いてすべてをすぐに把握するのは難しいです．触診と診断のスキルを向上させるために，見て触ってエコーで確かめるというサイクルがオススメです．医学生でもエコーを使った教育を行うことで軟部組織における触診の正診率が大きく向上するという報告もあります[1].

上級医C「Aくんは関節穿刺の経験はあるかい？」

研修医A「はじめてです！ ちょうど先週末にWebセミナーで見て勉強はしましたけど」

上級医C「今回は私が上につくからAくんやってみよう！　やるなら想定される合併症を考えようか」

研修医A「化膿性関節炎でしょうか？」

上級医C「そう，特に医原性にしないよう気をつけないとね．化膿性関節炎は不可逆的な関節破壊をきたし，機能予後への影響はもちろん，専門医が治療しても死亡率は11％という報告もある[2]．しかしその頻度は，ステロイド注射後の1万例に4例，膝関節内視鏡術後の1万例に14例と決して高くはないんだ[2]．リスクを正しく恐れ，安全に施行することが大切だね．あとは蜂窩織炎を疑っている場合や，人工関節が入っている場合は穿刺することは避けよう」

関節穿刺は診断と治療の柱

　関節液の性状を評価するためには，関節穿刺による検体採取が必要です．荷重関節である膝の関節炎は，容易に高齢者の生活機能を破綻させるインパクトをもちます．関節穿刺ができれば，検査に加えてすみやかな除痛ができます．加えて化膿性関節炎を疑うなら，必ず関節穿刺そして血液培養2セットをとるべきです．というのも関節液培養陰性で血液培養のみ陽性だった症例が9％みられたと報告されているからです[2]．

研修医A「膝関節穿刺でもエコーを使った方がいいんですか？」

上級医C「もちろん習熟していれば，膝関節穿刺はブラインドでもできるよ．でも，膝関節穿刺の経験が浅い場合には，エコーを使った方がその精度は上がり，手技中のモニタリングができて安全なんだ．そして実はエコーを使った方が，患者さんの痛みも少なかったという報告もあるんだ[3]」

エコーガイド下の膝関節穿刺をする理由

　エコーを使えば，関節穿刺の排液が途中で止まった場合や患者さんが痛がっている場合の理由が一目瞭然です．穿刺した部位から，排液しきったのか？　針先に何があるのか？（滑膜ひだ？　脂肪体？　筋？），エコーで確認しながら穿刺を行えば，初心者でも安全に施行できます．
　膝関節穿刺についてエコーガイド下穿刺法と，従来のランドマーク法の有効性を検証したシステマティック・レビューが2015年に報告されています．これによると，エコーガイド下穿刺法の方が穿刺液の量，関節内注射/穿刺の成功率が有意に高く，なんと，注射/穿刺中の疼痛と注射2週間後の疼痛も有意に少なかったとあります[3]（表1）．

研修医A「なるほど，中心静脈穿刺もエコーガイド下でやった方が安全ですもんね．でも運動器エコーって苦手なんです，何がなんだかわからないし，すぐ迷子になります」

上級医C「運動器エコーはね，運動器を構成している組織の解剖を理解しておくとほかの部位でも応用がきくよ．まずは筋肉，靭帯，関節内の液貯留をわかるようにしておくとよい．私のやり方を紹介しよう」

表1 膝関節穿刺の方法の比較

	エコーガイド下穿刺法	ランドマーク法	統計処理
膝関節注射 / 穿刺の成功率	322/335 （成功数 / 合計： 対象 8 文献を一律に足した）	196/246 （成功数 / 合計： 対象 8 文献を一律に足した）	RR = 1.21 95 % CI：1.13～1.29 P < 0.001
穿刺液の吸引量	34～45.3 mL （対象 2 文献）	22～37 mL （対象 2 文献）	WMD = 17.06 95 % CI：5.98～28.13 P = 0.003
注射 / 穿刺中の 疼痛スコア	VAS 2.3～3.71 （対象 3 文献）	VAS 4.4～5.8 （対象 3 文献）	WMD = − 2.24 95 % CI：− 2.92～− 1.56 P < 0.001
注射 2 週間後の 疼痛低下スコア	VAS 6.0～6.1 （対象 2 文献）	VAS 4.9～5.4 （対象 2 文献）	WMD = 0.84 95 % CI：0.42～1.27 P < 0.001

文献3より，結果のまとめを抜粋して表を作成．統計処理は左の表を単純に比較したものではないことに留意．
RR：risk ratio（リスク比：リスクとあるが今回は注射 / 穿刺に成功したものをeventとしている．エコーの方がより
　　 eventが起こる，つまり成功するということ）
WMD：weighted mean difference（加重平均の差）
CI：confidence interval（信頼区間）
VAS：visual analogue scale

● エコーガイド下膝関節穿刺の手技

① 刺入点の把握（図2）

　　まず，膝蓋骨を画面に映るようにしておくと，構造の位置関係がわかりやすくなります．ここに膝関節と連続する膝蓋上嚢があるので，液貯留を確認します．肥満の人はより深いところにあるため，Depth にも注意しましょう．ここまでが "タテ"（長軸像）となります．"タテ"の操作でみた位置関係を "ヨコ"（短軸像）でも意識しておきましょう．"ヨコ" が穿刺中見える断面になります．ここから実際に指で押したりして刺入点を確認します．刺入点の選択は，いろいろな部位がありますが日本では膝蓋骨上縁からアプローチする方法が多いです．

② 穿刺

　　刺入点を再確認しましょう．大腿四頭筋の外側広筋は遠位に向かうにつれ腱成分が出現し膝蓋骨外側上縁に付着します．腸脛靭帯は Gerdy 結節（脛骨）に付着し，外側広筋腱との間にちょうど指が入る隙間があります．一番緊張のない部位で，膝蓋上嚢が体表に近くなってくるので，エコーガイド下ではここから穿刺するとよいでしょう（図3）．

上級医 C 「針を刺すときにゆっくり刺すと患者さんが痛い思いをしてしまうよ．だから安全を
　　　　　確保しつつも，皮膚を貫くときはすばやく．それと清潔操作はキチンと行うこと．
　　　　　もちろん上級医によってやり方はいろいろあると思うが，指導される側として指導
　　　　　医と上級医へ安全に配慮したというアピールをすることは大切だよ．最後に，手技
　　　　　を行うときは，準備と姿勢の美学にこだわろう！（図4）」

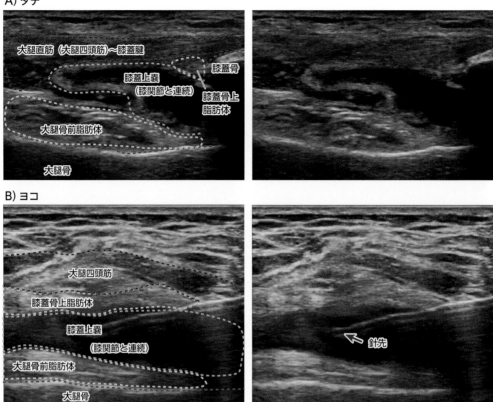

A) タテ

大腿直筋（大腿四頭筋）～膝蓋腱

膝蓋上嚢
（膝関節と連続）

膝蓋骨

膝蓋骨上
脂肪体

大腿骨前脂肪体

大腿骨

B) ヨコ

大腿四頭筋

膝蓋骨上脂肪体

膝蓋上嚢
（膝関節と連続）

大腿骨前脂肪体

大腿骨

針先

図2　エコーガイド下の膝関節穿刺
A)"タテ"長軸像（画面の右側が尾側）.
B)"ヨコ"短軸像（画面の右側が患者さんの左側）CTと同じ見え方にしている.

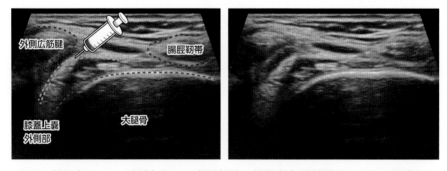

外側広筋腱

腸脛靭帯

膝蓋上嚢
外側部

大腿骨

図3　刺入点のエコー解剖〔ヨコ（短軸像）：健常者左膝外側をエコーで観察〕

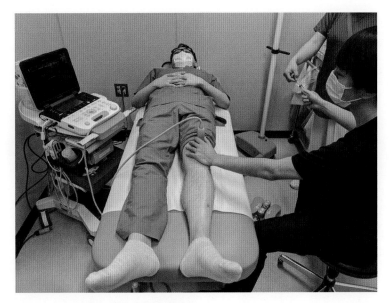

図4 エコーガイド下穿刺の様子
こだわりポイント
・In line：目線の先にエコー
・小指と薬指はしっかり足に固定し，内側の膝関節液をミルキングで寄せる
・足元にフットペダル．ベッドの高さを調整．姿勢をきれいに

● プローブの消毒

　穿刺前のプレスキャンのためのエコー走査の場合，ジェルを使わずに，アルコールやポビドンヨードでスキャンする方法もあります．消毒の種類の可否はメーカーごとに対応が異なる部分はありますが，エコー端子の接触面の消毒は絶対ダメなわけではありません．もちろん穿刺時には，穿刺面の消毒を忘れずに施行してください．そしてプローブ部分はIPX7（防浸形：一時的に一定水圧の条件に水没しても内部に浸水することがない）であることが多く，使用後は水洗いで体液や薬液を洗い流しておけばよいです．ちなみにジェルは液体です．

　研修医Aは，患者さんに膝関節穿刺の必要性を説明し，準備と姿勢を整えて臨んだ．

研修医A「よし，刺入点はここにして，週末のwebセミナーで言っていたエコーガイド下穿刺のコツを思い出しながらやろう」

　研修医Aは膝蓋上嚢の液貯留を"タテ"走査で確認し，穿刺の態勢をとるため，"ヨコ"走査に切り替えた．プローブがぶれないよう左手の小指と薬指を患者の足にしっかり固定した．膝内側部を圧迫して外側に寄せると関節液が寄って見えやすくなった．
　ポビドンヨードで刺入部を中心に消毒を行い，自然乾燥させた．

研修医A（プローブに付着した潤滑液が刺入部に来ないように気を付けてと）

表2 関節液の肉眼分類

色調	淡黄色透明	濃黄色濁	淡赤色	濃赤色
鑑別	**変形性膝関節症** 外傷性関節炎 早期関節リウマチ	**結晶性関節炎** **（偽痛風，痛風）** 化膿性関節炎 （細菌性，結核性） 活動性関節リウマチ	**軟部組織損傷** **外傷性関節炎**	**関節内骨折** 色素性絨毛結節性滑膜炎 血友病
補足	細胞成分少ない．粘稠度高い（炎症が起こると，ヒアルロン酸が分解され粘稠度低下する）	結晶の証明が，感染の除外に必ずしも繋がらない．グラム染色と培養での鑑別が必要	受傷機転の確認が必須．軟部組織損傷でも，前十字靭帯損傷は手術適応となりうる	脂肪滴がみられれば，さらなる精査が必要．若年の血性関節液は稀な疾患も鑑別に入れる

文献5を参考に作成．
プライマリ・ケアのセッティングでよく見るものを太字にした．

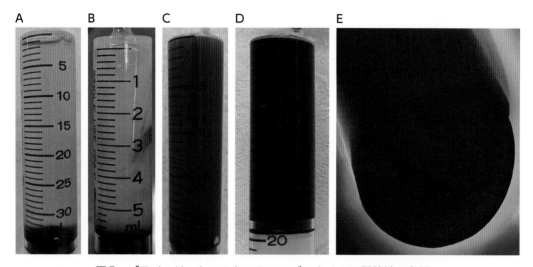

図5　プライマリ・ケアのセッティングでよくみる関節液の色調

A）変形性膝関節症，B）結晶性関節炎，C）外傷性関節炎，D）関節内骨折，
E）関節内骨折の関節液を膿盆で観察すると脂肪滴がよく見える．

プローブの真下に来るまでには針はある程度穿刺しないといけないため，穿刺のときはエコーの画面ではなく，穿刺部分のプローブの中心線を意識して一気に刺した．その後エコー画面を見て，針先を左手のプローブで描出し，どこを貫いているか確認した．プローブを慎重に動かしなら針先をしっかり描出して，滑膜ひだや滑液包の裏打ち部分に当たらないようにドレナージを行った．

研修医A「C先生，関節液20 mL引けました！ 色調は黄色くてややにごっています」

上級医C「よし，いいね．関節液の検体と培養も出しておこうか．ちなみに関節液の色調でもある程度の疾患を想定することができるよ[4, 5]（**表2，図5**）．後ろから見ていたけど，エコーガイド下膝関節穿刺，ちゃんと上手にできていたよ．今度は1人でもできそうだね．おさらい用の動画をつくったから，後で観てみてね（**図6**， movie ）」

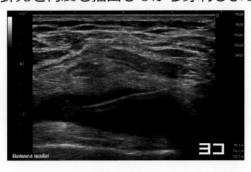

図6　エコーガイド下膝関節穿刺のおさらい movie

動画は音声解説つき.

エピローグ

　研修医Aくんのはじめての膝関節穿刺はあっという間に終了した. 関節液の検査結果はWBC 2万/μL, 糖90 mg/dL, 細菌陰性, ピロリン酸カルシウム陽性であった. 偽痛風の診断で外来のフォローをしていくこととなった.

　患者が穿刺後から痛くないと歩いて喜んでいる姿を見て, 研修医Aくんは思った.「患者さんが目の前で痛みがとれて歩けるようになると嬉しいな. 膝関節の腫脹の身体所見はあまり自信がなかったけど, エコーで見ながら触れば膝関節の診かたが少しわかったような気がする. 膝関節エコーは診断から治療へ直結するんだな. 加えて身体所見のスキルを画像所見でどんどんフィードバックできるなんて. やらなきゃ大損だ」. 研修医Aくんはエコーの引き出しの多さを改めて感じたのであった.

引用文献

1）Walrod BJ, et al：Does Ultrasound-Enhanced Instruction of Musculoskeletal Anatomy Improve Physical Examination Skills of First-Year Medical Students? J Ultrasound Med, 37：225-232, 2018（PMID：28795411）
　↑医学生1年生を対象に, 肩と膝の触診について, エコーを使った教育（座学15分, ハンズオン15分）と従来の教育をランダムに割り付けて, その効果をみた研究. 骨性部分の触診には大きく差はなかったが, 軟部組織の触診についてはエコーの教育が有用という結果であった.

2）Mathews CJ, et al：Bacterial septic arthritis in adults. Lancet, 375：846-855, 2010（PMID：20206778）
　↑Lancet誌による成人の細菌性化膿性関節炎のセミナー. 疫学から診断, 治療についてまとまった解説あり.

3）Wu T, et al：Ultrasound-guided versus landmark in knee arthrocentesis：A systematic review. Semin Arthritis Rheum, 45：627-632, 2016（PMID：26791571）
　↑診断の種類にかかわらず膝関節穿刺においてランドマーク法とエコーガイド下穿刺法の正確性と臨床的有効性について報告している既存の9文献を調査したシステマティック・レビュー. エコーガイド下穿刺法の方が, 穿刺液量も多く, 正確で痛みも少なかったという結果であった.

4）Abdullah S, et al：Gross synovial fluid analysis in the differential diagnosis of joint effusion. J Clin Pathol, 60：1144-1147, 2007（PMID：17259296）
　　↑関節鏡下での滑膜生検の有用性と，併せて採取した関節液との対比でさまざまな関節疾患における関節液の特徴を調べた論文.

5）Courtney P & Doherty M：Joint aspiration and injection and synovial fluid analysis. Best Pract Res Clin Rheumatol, 27：137-169, 2013（PMID：23731929）
　　↑関節穿刺の方法と注射の薬液選択，関節液の肉眼分類も含めた性状分析とその鑑別疾患を多くのカラー写真で紹介している論文.

Profile

植村和平（Wahei Uemura）

北海道立羽幌病院
2017～2018年砂川市立病院. 2019年上川医療センター.
2020年道立羽幌病院. 現在医師4年目.
北海道家庭医療学センターの総合診療専門医プログラムに所属.
エコー大好きレジデントで，"エコレジ"と称して活動中.

Point-of-Care超音波研究会とは

急性期診療やプライマリ・ケアでのエコーを主体とした，臨床応用および研究を進めるために発足した研究会です. 対象は医師に限らず，研修医や看護師などPOCUSに興味をもっている医療関係者すべてで，会員の専門領域も多岐にわたります. 年2回の研究会を開催し，各領域別ハンズオンや1dayセミナーなどPOCUSの魅力が詰まった内容を提供しています. ぜひご参加ください.

※第10回Point-of-Care超音波研究会が，2021年1月9日（土）～10日（日）に自治医科大学附属さいたま医療センターで開催されます. WEB開催併用により，ハンズオンなしでも十分楽しめる企画が満載です. エコーに少しでも興味がある方はぜひ一度ご参加ください. 詳細は上記の二次元コードよりチェックしてみてください！

栄養管理のきほん

栄養剤からアプローチ

栗山とよ子（福井県立病院 内科主任医長・NST 委員長）

第3回 経腸栄養管理のきほん
開始から維持量到達後まで，基本的な管理方法をおさえよう

はじめに

　前回（2020 年 11 月号）は栄養剤の分類方法とそれぞれの特徴を概説しました．経腸栄養管理が必要な患者さんにどの栄養剤を選べばよいか，ある程度の道筋がついたかと思います．しかし，せっかく最適な栄養剤を選んでも，投与手順や管理方法が不適切だとトラブルや合併症を引き起こしてしまい，計画通りの投与ができなくなります．その結果，期待した栄養治療効果は得られず，それどころか患者さんに負担をかけることになります．そこで今回は，標準的な半消化態（ポリペプ）栄養剤を投与することになった患者さんを想定して，投与開始から維持量到達までの投与手順とその後の管理方法について 2 年目の研修医 O 医師と NST Chairman の K 医師の会話をみていきましょう．

嚥下障害のある患者さんに適切な栄養投与ルートを考えよう

○医師：先生，今整形外科で研修中なのですが，屋根から転落して頸椎を損傷した患者さんを担当しています．呼吸機能や循環動態は保たれていますが，ST（言語聴覚士）さんは経口摂取が難しいと評価していて，入院から 1 週間末梢からの点滴だけで栄養管理をしています．これからどんな栄養管理をすればよいでしょうか．

K 医師：どのように管理するかは悩ましいですよね．一緒に考えてみましょう．まずは患者さんの年齢と体格を教えてください．それに合併症や栄養状態はどうですか？

○医師：68 歳男性で，身体測定ができていないので聞き取りですが，身長 170 cm，体重 65 kg です．基礎疾患に高血圧症があって降圧薬を内服されていました．入院時の血液検査では Alb 値 4.0 g/dL，Hb 13.8 g/dL で，そのほかの検査所見に異常はありませんでした．

K 医師：栄養状態に大きな問題はなさそうですね．栄養管理の方法を決めるときは，**まず消化管が使えるかを判断して経腸栄養か静脈栄養かを選択します**．それから経口摂取が不十分な期間を想定して適切な投与ルートを決めます（図1）．この患者さんは消化管が問題なく使えそうなので，経腸栄養を選択すべきですね．

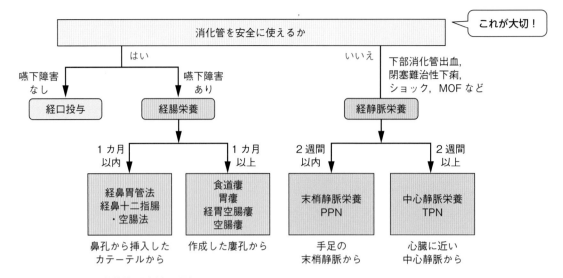

図1●栄養管理方法の選択チャート
MOF：multiple organ failure（多臓器不全），PPN：peripheral parenteral nutrition（末梢静脈栄養），
TPN：total parenteral nutrition（中心静脈栄養）.

○医師：「If the gut works, use it! 腸が使えるなら腸を使え！」ですね.

K医師：その通りです. 経腸栄養は，静脈栄養と比較して重篤な合併症を起こしにくいこと，すべての栄養素を投与できること，生理的であること，消化管に栄養を流すため腸のバリア機能や免疫機能を維持できることなど，多くの利点があります. これらの理由から消化管に問題がなければ経腸栄養を優先します. ただし静脈栄養も非常に有用な栄養管理方法ですから，あわせて理解しておきましょう.

○医師：わかりました. 投与ルートの選択にも根拠があるのですね. この患者さんの場合は頸椎損傷という点を考慮して，胃瘻を造った方がよいですか？

K医師：それも1つの手ですが，受傷から1週間で，まだ嚥下リハビリを始めたばかりでしょう？患者さんにとっては病態の理解や気持ちを整理する時間も必要で，胃瘻をいきなり受け入れるのは難しいかもしれませんね. まずは経鼻胃管（経腸カテーテル）からの投与をはじめましょう.

○医師：なるほど. 患者さんやご家族が状況を受け入れるための時間が必要ですよね.

K医師：その通りです. まずは1～2週間，経腸カテーテルから栄養管理をしながら嚥下訓練を続けて，それでも十分に食べられる見込みがなければ胃瘻造設を考えましょう. 鼻からカテーテルが入っているより，胃瘻にした方が嚥下リハビリも進みますからね. その間に胃瘻が第一選択であることを丁寧に説明して，納得してもらうことが大切です.

胃瘻を造ったら食べることはあきらめるしかない？

○医師：でも胃瘻を造ったら，もう口からは食べられないのですよね？

K医師：それは大きな誤解です. そういう間違った情報や報道も多くて，患者さんやご家族が誤解されているケースもよくありますが，嚥下リハビリを続けることで嚥下機能が回復して，経

口摂取ができるようになることも少なくないですよ．ただし，その間に並行してしっかり栄養を投与しないと，咀嚼筋を含む筋肉が消耗して廃用が進んでしまい，それが原因で口からは食べられなくなってしまうということもあります．

○医師：なるほど．食べるために胃瘻を造ると説明すれば，患者さんやご家族にも納得してもらえそうです．頸椎損傷のような神経障害以外でも胃瘻を造設することがありますか？

K医師：例えば頭頸部がんや食道がんの患者さんで，通過障害や治療による粘膜傷害のため比較的長期に経口摂取困難な状況が予想される場合は治療前に胃瘻を造設して，食べられない間は経腸栄養による管理を行い不要になれば抜去する，という管理をしています．以前は不十分な輸液だけで管理されていて，治療は完遂しても体重や栄養状態が著しく低下してしまう症例が多かったのですが，経腸栄養管理をすることでほぼ栄養状態は保たれるようになりました．

○医師：役割が終われば抜くという一時的な胃瘻もあるのですね！今までの認識が変わりました．

対象患者さんの栄養必要量を設定しよう

K医師：ではまず，患者さんの栄養必要量を設定しましょう．

○医師：えーと．現体重は65 kg，IBW（理想体重）は63.6 kgなので，軽い方のIBWを使ってTEEは約1,600 kcal（25 kcal/kg），たんぱく質は70 g（1.1 g/kg），脂質45 g（TEEの25 %），糖質329 gですかね（2020年10月号参照）．水分必要量は2,226 mL（35 mL/kg）でどうでしょうか．

K医師：よいと思います．ほぼベッド上寝たきりなので活動性は低く，代謝を亢進させる病態はないため受傷前の栄養状態は良好だったと思われますから，現状維持を目標とすればよいですよね．ちなみにHarris-Benedictの式で基礎代謝量を算出（1,352 kcal）したうえで，活動係数1.2（寝たきり），ストレス係数1.0（代謝亢進なし）としてTEEを求めると1,622 kcal．ほぼ同じ値になります．

具体的な投与計画を立てよう

○医師：この量の栄養剤を1日3回に分けて投与すればよいですか？

K医師：いえいえ，**少量・低速から始めて1週間くらいかけて段階的に増量します**．消化管に問題はなくても消化管運動機能が低下している可能性がありますから，下痢や胃食道逆流などの症状がないか確認しながら慎重に増やしましょう．

○医師：受傷前まで普通に食べていても，ですか？

K医師：そうです．なぜかというと，私たちが食事をするときは五感で食べ物だと認識して口に入れ，咀嚼・嚥下して食道に送り込みますよね．この間に消化管運動や消化管ホルモン分泌の準備ができるわけです．でも経腸栄養ではこれが省略されて突然胃の中に栄養剤が流し込まれます．だから経口摂取とまったく同じ消化管機能・運動は期待できないと想定して対応した方が安全です．

○医師：確かに．初日から必要量全量を投与したところひどい下痢を起こしてしまい，そのあと長く中断していた患者さんがいらっしゃいました．

K医師：そうならないように，基本的な投与方法をおさえておきましょう．栄養剤はなにを使いますか？

◯医師：1 kcal/mLの標準組成の半消化態（ポリペプ）栄養剤ではどうでしょうか．

K医師：よいと思います．浸透圧は体液とほぼおなじで，栄養素の比率は「日本人の食事摂取基準」に準拠しているので使いやすく，多くの患者さんで初めに選択しています．

◯医師：具体的にはどんな投与計画を立てますか？

K医師：初日は1本200 mLを50 mL/時の速度で開始して，胃食道逆流の徴候や下痢がないことを確認します．投与には経腸ポンプを使った方がよいですね．問題がなければ目標量まで連日増量・増速します．体格や状態にもよりますが，例えば連日1Pずつ増量して200 mL/時ずつ増速するという具合です．この患者さんの場合，1 kcal/mLの栄養剤で維持量を投与すると1,600 mLだと1回あたり500 mLを超える量になります．用量を増やしたくない場合は高エネルギー密度の栄養剤に変更するとよいですよ．

◯医師：そうすると，より少ない用量で必要栄養量に到達できますね．

K医師：その通りです．維持量に到達するまでの期間は，末梢栄養輸液を併用して不足分を補いましょう．

◯医師：そこまで考えるのですね．数日くらいは栄養が足りなくても仕方がないと思っていました．

K医師：さまざまな栄養管理方法を使いこなせば，患者さんの栄養状態の悪化を防ぐことができますよ．開始から維持量までの投与計画案をまとめます（表1）．

追加水はどれだけをいつ投与すればよい？

◯医師：この患者さんの水分必要量は2,226 mLですが，輸液量と栄養剤量を差し引いた量を不足分として追加すればよいですか？

K医師：栄養剤については，少し違います．含まれる水分量はエネルギー密度（kcal/mL）によっ

表1 ● 開始時から維持量到達までの経腸栄養剤，末梢栄養輸液の投与案

投与日数	経腸栄養（kcal/投与時間）	末梢静脈栄養	合計（kcal）	追加水（mL）
1日目	F2α 1P（200 mL）/5時間	PP1,000 mL + IL100 mL	820	300×3回
2日目	F2α 1P/3時間×2回	PP1,000 mL + IL100 mL	1,020	250×3回
3日目	F2α 1P/2時間×3回	PP1,000 mL + IL100 mL	1,220	200×3回
4日目	CZ-Hi 300 1P/2時間×3回	PP500 mL + IL100 mL	1,310	300×3回
5日目	CZ-Hi 400 1P/3時間×3回	PP500 mL	1,410	250×3回
6日目	CZ-Hi 400 1P/3時間×2回 +CZ-Hi 1.5 2P/3時間×1回	終了	1,400	400×3回
7日目～	CZ-Hi 400 1P/3時間×1回 +CZ-Hi 1.5 2P/3時間×2回	—	1,600	430×3回

F2α：エフツーアルファ，PP：パレプラス®（ビーフリード®でも可），IL：イントラリポス®．

て異なっていて，ざっくりですが1 kcal/mLの栄養剤は全量の85％，1.5 kcal/mLは75〜80％，2.0 kcal/mLは70％と覚えておいてください．半固形タイプの場合は40〜90％程度と幅が広いので，個々に確認しましょう．

○医師：なるほど．今まで栄養剤の量と水分量は同じだと誤解していました．そうすると最終的にはCZ-Hi 400の水分量は85％なので1P（400 mL）で340 mL，CZ-Hi 1.5は75％なので4P（800 mL）で600 mL，合計940 mLですね．つまり不足分は2,226 mL − 940 mL = 1,286 mLで，これを三等分して430 mLずつ投与すればよいですか？

K医師：その通りです．栄養剤の投与を開始する30分以上前に終了するタイミングで投与をはじめます．15分くらいかければ問題ないでしょう．

○医師：えー？前もって投与するのですか，面倒ですね．栄養剤に混ぜたり，栄養剤を投与した直後に追加する方が手間が省けると思いますが．

K医師：これには理由があります．食物が胃から十二指腸へ排出される速度は熱量と脂肪含有量に比例することがわかっていて，健常人でも最大150 kcal/時程度と見積もられています．その速度を超えた量は胃内に溜まっていくわけで，投与速度が速いほど終了時の残留量は多くなりますよね．そこにさらに水を注入すると容量が増えて胃食道逆流のリスクが高くなるでしょう？

○医師：なるほど．残っていた栄養剤が水で薄められて胃内がちゃぽちゃぽになるイメージですね．

K医師：そうです．それに水には熱量がないので，単独で投与すると速やかに胃から排出されて30分後にはほとんど残りません．もうひとつ，栄養剤に水を混ぜる方法は容量が増えるだけではなく感染のリスクもあるので勧められません．以前はこの病院でも栄養剤投与の直後に水を投与していて，ときどき胃食道逆流からの誤嚥性肺炎が起こっていました．でも，十数年前に今の方法に変更してからはほとんど発生していません．やや煩雑に思えるかもしれませんが，少しの手間を惜しんで誤嚥性肺炎や下痢を起こしてしまうと，かえってコストがかかり入院期間も延長します．そして最も被害を受けるのは患者さんということを忘れてはいけません．

○医師：理由がわかって納得できました．

栄養剤投与中の体位にも気を配ろう

○医師：ほかに気を付けることはありますか？

K医師：患者さんの体位ですね．坐位が保てなければ，30〜45°上体をあげて投与してください．胃食道逆流を防止して，かつ褥瘡の一因となるずれも起こしにくい角度です．頭部だけが上がっていても意味がないので，大転子を軸に上体全体をあげます（図2）．そして投与終了後1時間程度までこの角度を保ちます．

○医師：わかりました．

投与時間を短縮するにはどうすればよい？

○医師：一連の経腸栄養管理にずいぶん長い時間がかかってしまって，リハビリの時間が十分取れないのが心配です．

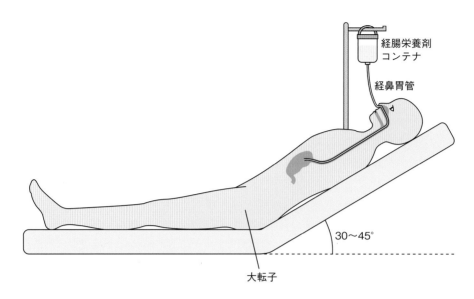

経腸栄養剤
コンテナ

経鼻胃管

30〜45°

大転子

図2 ● 経腸栄養剤投与時の体位

表2 ● 経腸栄養剤の投与手順マニュアル

① 坐位，あるいは大転子を軸に上体を30〜45°挙上する
② 経鼻カテーテルの場合，先端が胃内にあることを確認する
③ 20 mLシリンジを用いて水10 mL程度（以下同様）でフラッシュする
④ 指示量の追加水を10〜15分程度で注入する
⑤ 水の注入終了から30分以上経過後，水でフラッシュし，栄養剤のライン
　をつないで指定の時間で投与する
⑥ 投与終了後，ラインを外して胃瘻カテーテルを水でフラッシュし，内服
　薬があれば簡易懸濁法でゆっくり注入する．注入後，水で再度フラッシュ
　する
⑦ チューブタイプの胃瘻カテーテルの場合，5〜10倍に希釈した酢水を充
　填する（ボタンタイプは不要）
⑧ 投与終了後，1時間程度上体挙上の体位を保つ

K医師：リハビリのことを考えるのはとても大切ですね．患者さんによっては200 kcal/時か，そ
　　　れ以上の投与速度でも問題なく投与できることがあります．ただし脊椎損傷の患者さんは胃排
　　　出能が低下することが報告[1, 2]されていますので，速度を上げるときは特に慎重にしましょ
　　　う．胃瘻を造設すれば，半固形状流動食を投与できるので投与時間を大幅に短縮できます．

○医師：どういう栄養管理方法がより適切か，患者さんの状態に応じて絶えず考えることが必要
　　　ということですね．

K医師：その通りです．正しい知識と患者さんへの気持ちがあれば，おのずとよりよい栄養管理
　　　につながります．当院で実施している投与手順マニュアルを確認しておきましょう（表2）．

　＊次回は，経腸栄養管理中に起こりうる合併症の原因と対処方法についてお話しします．

文　献

1）秋庭保夫，他：上部脊髄損傷患者の消化管合併症に対する消化管機能検査と内視鏡検査による検討．リハビリ
テーション医学，31：178-183，1994

2）山田眞一：慢性頚髄損傷患者における胃排出機能．日本消化器病学会雑誌，84：2504-2512，1987

栗山とよ子（Toyoko Kuriyama）

福井県立病院 内科主任医長・NST 委員長
今回は，経腸栄養剤の投与開始から維持量到達ま
で，注入方法だけではなく体位や追加水投与のタイ
ミングなど，具体的な管理方法を取り上げました．
栄養剤の選択だけではなく，投与方法の指示も医師
の役割です．経腸栄養管理中のトラブルを回避する
ためにもしっかりと基本を理解して，臨床の現場で
活かしてもらえると幸いです．

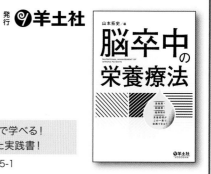

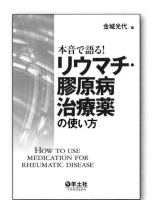
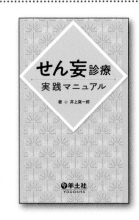
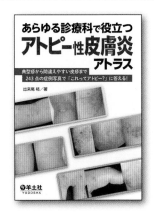

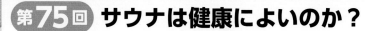

こんなにも面白い医学の世界

へぇ そうなんだー

からだのトリビア教えます

中尾篤典
（岡山大学医学部 救命救急・災害医学）

第75回 サウナは健康によいのか？

　スーパー銭湯などのサウナで中高年の男性が汗を流し，その後水風呂にバッシャーンと飛び込むのをみると，いかにも身体に悪そうで救急患者が増えるのではないかと気が気ではありません．なので，私は個人的にはサウナはあまり好きではないのですが，サウナの愛好家は多くいます．果たしてサウナは健康によいのでしょうか？

　サウナはもともとフィンランド語だそうで，サウナのことを調べた論文はフィンランドを中心に数多くあります．実はサウナでの心血管イベントはあまり多くはなく，フィンランドで起きた1,631人の急性冠症候群や心原性心肺停止のうち，サウナで起きたのはわずか1.8％でした[1]．そのほとんどが心臓疾患の既往，アルコールの摂取と深い関係があり，生理学的にはサウナはジョギングと同程度の負荷がかかると考えられています．それどころか，2,315人のフィンランド人を20年追跡調査したところ，日常的にサウナに入っている人は心血管イベントや突然死の頻度が有意に低かったと報告されています[2]．このほかにもサウナは関節痛や皮膚病に有効であるという報告や，降圧作用や慢性心不全への効果を示した報告もあります．

　そのメカニズムの1つとして，サウナの高温にさらされることにより，熱ショックタンパク質（HSP）という物質が体内で作られるためであろうと言われています．HSPは1974年にTissièresらによって発見され，多くのHSPは私たちの身体に恩恵をもたらすことがわかっています．最近の研究で，いわゆるサウナに60分入ることを8週間続けた健常人と何もしていない健常人の血清を採って細胞と一緒に培養すると，サウナ群の細胞では大きなストレスを反映する炎症性のシグナルやサイトカインの増加が著明に抑えられることがわかりました．この細胞には，HSPの1つであるHSP32（別名ヘムオキシゲナーゼ）という抗酸化作用，抗炎症作用をもつ酵素が発現しており，これがメカニズムの1つと考えられます[3]．このほかにもHSP70は，紫外線による皮膚のメラニン産生を抑制することが知られています．サウナは美容にもよいといえるのかもしれません．

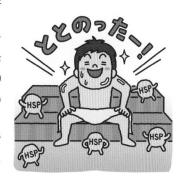

ととのったー！

　とはいえ，私はサウナで頑張りすぎて，いわゆる重症の熱中症で急性腎不全にまでなった患者さんを診たことがあります．何事もたしなむ程度がよろしいようです．

文　献

1）Hannuksela ML & Ellahham S：Benefits and risks of sauna bathing. Am J Med, 110：118-126, 2001
2）Laukkanen JA & Kunutsor SK：Is sauna bathing protective of sudden cardiac death? A review of the evidence. Prog Cardiovasc Dis, 62：288-293, 2019
3）Brunt VE, et al：Passive heat therapy protects against endothelial cell hypoxia-reoxygenation via effects of elevations in temperature and circulating factors. J Physiol, 596：4831-4845, 2018

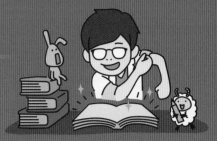

Dr.ヤンデルの 勝手に 索引作ります！

通読できるように作られた医学書の索引を、市原が勝手に作り直して遊びます。

市原　真

第2回
心エコーで
勝手に索引！

|||| 今回のお題本 ▶

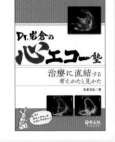

Dr.岩倉の心エコー塾
治療に直結する考えかたと見かた

岩倉克臣／著

■ 定価（本体 4,500円＋税）　■ A5判
■ 416頁　■ ISBN 978-4-7581-0760-0

　第2回として選んだ「通読型の教科書」は，循環器内科医の本である．心エコーの本だ．知人にこのことを告げると，さすがにみんな驚いた顔をした．一人はこう言い放った．

　「心エコーの勉強する病理医だって？ いったい何が目的なの？」

　もはやサイコパスの犯人に語りかける私服警官みたいな言い方である．

◆ ◆ ◆

▼第2回 完全索引

　病理診断医は普段，人体から取り出してきた動かぬ一部分（検体）もしくは動かぬ全部（死体）を対象として仕事をしている．その意味で，心臓や血流といった「動くモノ」については専門外，とみなされていることも多い．しかし，顕微鏡ばかり見て，生体ダイナミズムのことを全く知らなくてもいいとは思わない．あまり知られていないが，病理学の成書は循環機能やショックの項目にかなりの紙幅を割いている．そもそも，循環器を知らずして剖検報告書を書くというのは無理だ．命に関わる疾患の何割が循環器由来だと思う？

　別に剖検に限った話でもない．我々の大事なクライアントである臨床医と日常的に仕事をしていこうと思ったら，彼らが修めている学問，さらには彼らが大事にしている価値観を全く知らないままでは話にならない．臨床医が外来で患者と対話する上で「ある種のスキル」を必要とするように，私たち病理医も臨床医とコミュニケーションするスキルが求められるが，その根幹にあるのは人当たりの良さや傾聴の技術ではなく（それもあるけど），臨床学問だ．循環器疾患に関する知識は，病理医としてのキャリアを積むうちに磨かれていく．急性冠症候群，肺血栓塞栓症，大動脈解離，弁膜症，各種の心筋炎．

　とはいえ，意識しなければ脳に入ってこない知識もある．それは一般に「循環器専門医にまかせておけばよい」と呼ばれる類いのものだ．

　臨床各科には俗に「あとは専門医で」と言われるような高次専門領域が存在する．当直マニュアルで，ここまでは当直医が対応しておきなさいとされるラインよりも奥の部分．専門医以外

はあまり手を出さない場所.

　研修医のみなさんならおわかりだろう．自分が将来進む予定のない科で学ぶものの多くは，いずれは「専門医におまかせ」する部分になる．振り分けるところまでやればよしとされる場所．あとは自分の責任からだんだん外れていく．そういうものが，医療の中には山ほどある．結局のところ，「ここまではみんなで理解しよう，ここからはプロに任せよう」という線引きが必要なほどに，今の医療は複雑になりすぎている．無数の線がもたらしたものは分断である．

　手術前に患者がさまざまな専門科に「かけられる」ところを目にする．HbA1cがちょっと高いと糖尿病内科医に，血液サラサラの薬をちょっと飲んでいると循環器内科医に，呼吸機能が悪めだと呼吸器内科医に「かけられて」，患者はあらゆる専門科の意見の間に埋没する．

　それが悪いとは言わない．ただ，他科の医者に患者を押しつけるならばせめて，そこで何が行われているのかを知ろうとするくらいはやっておいたほうがよいのではないか？

◆　◆　◆

　循環器領域で私がもっとも「専門医にまかせっきりだった部分」がある．それは**心不全**だ．「えっ，そんなポピュラーな疾患が？」と笑われてしまうかもしれない．やはり病理医というものは，臨床医の心は全くわかっていないのだなと，あざけられてしまうかもしれない．

　しかし，私は今こそ，世に棲む医師のみなさんに尋ねたい．そこの消化器内科医，そこの整形外科医，そこの皮膚科医，そこの耳鼻咽喉科医の諸君，あなたがたは本当に，心不全を理解しているか？ Forrester分類に合わせて治療方針を考える「以上」のことをどれだけ勉強しているか？

　私は，サルコイドーシスやアミロイドーシス，肥大型心筋症のように「病理と交差する領域」の循環器内科疾患については勉強してきたし，病理解剖の原因となるような肺血栓塞栓症，大動脈解離，さらには心筋梗塞についても，現場で必要に駆られて，ヤマイのコトワリを考え続けてきた．しかし，心不全こそは，循環器内科医に任せっきりだった．慢性心不全で投薬中の患者が別の理由で（最も多いのは癌だ）病理に「かけられる」とき，私は心不全に付随する種々の病態に目を向ける必要がないまま，「形態学でシロクロを付けられる病理組織の部分」の評価だけを行い，患者を主治医の元に返していた．そういう疾患だと思っていた．それで十分だったと思っていた．

　「心不全を避けて通っている」のは，私だけか？ ほかの病理医は？ 他科の臨床医は？ 研修医諸君，あなた方は？

　患者の一部に詳しくなり，一側面においてもっぱら「かけられる」ことは，専門家としての矜持だ．けれども，患者のすべてに思いを馳せることをやめたら，それはもう医師ではない．

読み	項目	サブ項目	掲載ページ
しんふぜ	心不全	急性——において最初にプローブを当てただけでどこまで心不全がわかるか	324
		急性——の病態が2分でわかる！	324, **329**
		P-Vループで（慢性）——を読み解く	342
		——では症状そのものが症候群の中心的な構成要素	154
		——は「心臓＋血管系＋神経体液性因子（交感神経系，RAAS系）」の全身疾患	156
		BNP，NT-proBNP値の——診断へのカットオフ値	158
		——の基本病態は「うっ血」と「組織への低灌流」	162, 330
		右室の機能評価は難しいが，右室の拡大の有無だけでも評価すべき	162
		急性——と慢性——は区別して考える	164
		急性——と慢性——では検査の目的が異なる	277
		急性非代償性——が急性——の多くを占めます	164, **345**
		EFを指標とした——分類（HFpEFとHFrEF）	166
		HFpEFの頻度は過小評価されているのかもしれません	168
		HFpEFの予後はHFrEFより悪くはなく，どちらかといえばやや良好といえそう	168
		EFが40〜50％の——（HFmrEF）はHFrEF，HFpEFと異なった特徴があり	171
		はじめはEF≦40％であった例が治療によってEF＞40％に改善した——症例	173
		予後の評価について最初のEFよりも改善後のEFが関係する	174
		——の重症度評価の指標（表）	176
		NYHA機能分類（特に慢性——の重症度評価）	177
		Killip分類はあくまで急性心筋梗塞の重症度指標であり，急性——に適応するときには注意	178
		Forrester分類が優れているのは——の評価に留まらず治療方針の指標となる点	**179**, 298, 330, 333
		Nohria-Stevenson分類は「2分間で」——の重症度が評価できる	181, 279, 340
		Cold and Wetの症例は特に予後不良	183
		急性——の発祥早期の病態を評価し，適切な治療を選択するためにクリニカルシナリオ	183, 279, 333
		最重症の——の分類にはINTERMACSプロファイル	185
		急性——では詳細な病因の解明より迅速な血行動態の評価が優先	278, 280
		慢性——とは心臓だけの疾患ではなく全身疾患であり	278
		急性——の治療方針	282, 333
		慢性——では必ずしも循環血漿量が過剰であるとは限りません	288
		急性——での右心機能の評価	378
しんふぜ	心不全なら利尿剤打っときましょう　脱水だよ！		163, 297
しんぼう	心房細動	——での心機能評価	250

前回，Dr.竜馬[1]の教科書には多数の疾患が登場したので，索引項目も多彩となった．しかし今回，Dr.岩倉の教科書に「勝手に索引」を作ってみると，その様相は前回とだいぶ異なることに気づく．本書に掲載されている疾患の数自体はさほど多くない．なにせ本書の紙幅の後半50％がすべて心不全に関する記載で占められているくらいだ．したがって，索引もこのようになる．サブ項目が広くなる．

　生れてはじめて，こんなにまじめに心不全の勉強をした．本書の狂言回しは，心エコーという「時間分解能が最強である臨床画像モダリティ」．これが実に効果的である．**時間軸を俯瞰する必要がある疾患の代表である心不全を深**く学ぶにあたり，媒介ツールとして心エコーをかたわらに置いていることが効いている．私は，ようやく！ようやくHFrEFとHFpEFを理解した！

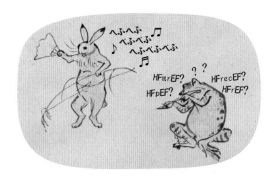

🐰 市原のオリジナル索引②

読み	項目	サブ項目	掲載ページ
Dだいま	D-ダイマー	——が正常値であれば急性の肺血栓塞栓症や深部静脈血栓症の可能性は非常に低い	122
		——は年齢とともに検査の特異度が下がり，80歳以上では10％程度にもなる	122
EF	左室駆出率（EF）	——とは心臓がいかに効率よく作動しているかを示す指標	189
		循環血漿量（前負荷）や血管抵抗（後負荷）の影響を含めた循環系の状態を把握できる	198
		肥大心や心アミロイドなどの左室容積の縮小を伴う心不全例では——では収縮能を過大評価してしまう	300
		——＝心拍出量と単純に考えない	330
Emax	Emax	——なんて臨床で役に立たないぞ　そうだ！　そうだ！　そうだ！　そうだ！	284
		——は負荷によらない収縮能の指標	307
FOCU	FOCUS	心エコーを専門としない救急医のための——では各段面から左室収縮能を三段階で評価する	43，198
Fran	Frank-Starlingの法則		250，**285**
		——の一番わかりやすい例は，利尿や輸液による循環血漿量の変化が心拍出量あるいは血圧に与える効果	288
		ショックの病態と——	291
		傾きは心臓の収縮能によって変化する	296
		Forrester分類を——で考える	298
		——の最大の限界は後負荷の効果をうまく扱えないこと	301

　正直に言うと私はFrank-Starlingの法則もP-Vループも全く理解していなかったし，それでもいいと思っていた．「**だって病理医だぜ**」．病理医が左室拡張末期圧について理解することが何になる．でもこれらをわからなければ，結局心不全のことはよくわからないのだ．

　高校時代に，「微分積分やら基礎物理やらを勉強して将来役に立つのかよ」と毒づく同級生を見て，「黙ってやればいずれ役に立つんじゃないのかなあ，こういうのは……」ともくもく受験問題を解いていたときの記憶を思い出す．そうか，心不全とは社会・国語のように学ぶものではなく，数学・物理学として学ぶものであったか．

🐰 市原のオリジナル索引③

読み	項目	サブ項目	掲載ページ
ないけい	内頸静脈圧は中心静脈圧とほぼ等しい		159
にとろを	ニトロをのんだら30分できいたのよ　ほぉ～		41
にゅうと	乳頭筋断裂	——は血圧の低下や急性の肺うっ血で発症	98
		後乳頭筋は右冠動脈の一枝のみから血流を受けるため，——はほとんどが下壁梗塞	98
		弁尖はムチ状の動き（frail valve）	99
		——では僧帽弁閉鎖不全の程度に対して左房の拡大を認めないのが特徴	99
はいうっ	肺うっ血	——はなぜ起きるのか	230
		——が高度で肺の含気が減少するほどBラインの数は増加します	325
		——の評価はE/e'やPR-RGで評価するのが基本	330
はいけっ	肺血栓塞栓症	——の胸痛の特徴	42
		——の可能性を示唆するFOCUS	44
		——の胸痛は末梢肺動脈の閉塞から生じた胸膜の炎症によるもので「胸膜痛」	119
		中枢肺動脈が閉塞した場合狭心症様の前胸部痛が生じることがある	119
		D-ダイマーが正常値であれば急性の——や深部静脈血栓症の可能性は非常に低い	122
		D-ダイマーは年齢とともに検査の特異度が下がる	122
		ショックがある場合の心エコー	123
		右室拡大があり血行動態が安定していない場合は心エコーの結果だけで治療を開始してよい	123
		リスク評価（右室の収縮脳低下は——の重要な予後不良因子）	123，134
		——の心エコー所見	125
		——が疑われた症例に血管エコーで下肢近位側に静脈血栓を認めた場合	129
		——が疑われる状況での静脈圧迫テスト（4点圧迫法）	130
		下腿の深部静脈の存在だけでは必ずしも——を示すものではない	132
		救急の心エコーでの筆者のスクリーニング法	134
はいけっ	肺血管抵抗の推定		274

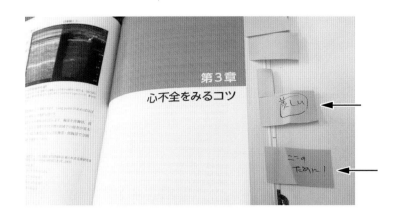

　本書は別に心不全のためだけの教科書ではない．胸痛疾患で病院に訪れた患者にどこまで心エコーで評価するか，最低限何を計測しておくと役に立つか，という「いかにも研修医が喜びそうな」知識も豊富に掲載されている．心筋梗塞の評価法，肺うっ血や肺血栓塞栓症についても，きちんと学べてお得な本だ．

　それでもやはり読後感としては「心不全をやりきった」という感覚が強い．うーんいい教科書であった．第3章はぶっちゃけ読むのに死ぬほど時間がかかった．高校3年間の数学をいちから勉強しなおして最後に偏微分を理解せよと言われているようなものだ．見てくれこの付箋の数と，そこににじんだ私の心の叫び声を．

　くり返すがこの本の後半50％は「心不全」である．ずーーーーっとしんどい！　延々と素材集めが続く！　そして思わず付箋に書いた「美しい」（297ページ）．素材が全部集まってそれらを組み合わせて心不全の真髄が語られるこのページで私はカタルシスを覚えた．そこからさらに27ページほど読み進んだ324ページでは思わず漏れる「ここのために！」

🐰市原のオリジナル索引④

読み	項目	サブ項目	掲載ページ
せっかい	石灰化の偏位ね　かっぽれ　かっぽれ		106
せぶんい	セブン・イレブン・LMT	傍胸骨左縁短軸像での――	76
ぜんふか	前負荷・後負荷をどのように推測するか		340
そうぼう	僧帽弁の収縮期前方運動（SAM）		146，147

　前回と同様，できればフルバージョンの「勝手に索引」も見てみてほしい．ちょいちょいヘンなフレーズが紛れ込んでいるが本書をお持ちの方であればわかるだろう．「そこを索引にしたくなるワケ」がつたわると思う．しんどくて爽快，つらく苦しく快感，まるで登山のようなドクショであった．

◆ **文　献**

　1）『Dr.竜馬のやさしくわかる集中治療　内分泌・消化器編』著／田中竜馬，羊土社，2017

Profile

市原　真（いちはら　しん）

JA 北海道厚生連札幌厚生病院病理診断科

twitter： @Dr_yandel

略　　歴： 2003 年 北海道大学医学部卒業，2007 年 3 月 北海道大学大学院医学研究科 分子細胞病理
　　　　　学博士課程修了・医学博士

現　　職： 札幌厚生病院病理診断科 主任部長

所属学会： 日本病理学会（病理専門医，病理専門医研修指導医，学術評議員・社会への情報発信委員会
　　　　　委員），日本臨床細胞学会（細胞診専門医），日本臨床検査医学会（臨床検査管理医）

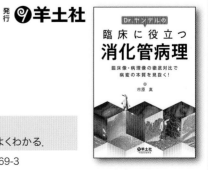

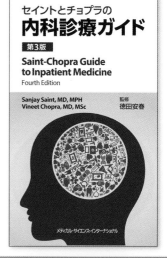

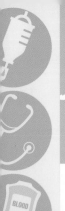

Step Beyond Resident

なめたらいかんぜ Stroke Part5
～TIA，帰宅か，入院か，それが問題だ…～

福井大学医学部附属病院総合診療部　林　寛之

病型を考慮したアプローチ

　世界には有名なトーストが3つあるとかないとか．パンの「トースト」，乾杯の「トースト」，脳梗塞・TIA（transient ischemic attack：一過性脳虚血発作）の病型分類の「トースト」…なんちって♪ TIAや脳梗塞は病型に応じて治療しようというものの，rt-PAや血栓除去術の適応がない場合，まぁ，もちろん急性期ではほかにも治療法があるけど，エビデンスとしては結構イマイチなものが多く，今度は脳梗塞再発の予防に主眼がおかれる．

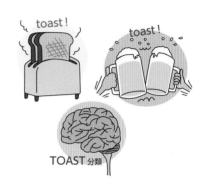

toast！

toast！

TOAST 分類

　TIA後，薬を処方して帰宅させたら，脳梗塞になって再診したとなっては目もあてられないが，実際入院したとしても再発するときは再発する．病院にいた方が再発の際の初動は早くなるので，TIA患者を全員入院させた方がいいかというと，実際微妙な話だよね．

 患者E　62歳男性　　　　　　　　　　　　　　　　　　　　　TIA

　自宅で一杯やっていたところ，ろれつが回りにくくなり，家人に連れられ救急を受診した．診察時には構語障害はすっかりなくなっていた．10分も持続しなかったという．血圧138/80 mmHg，脈80回 / 分・整，呼吸数16回 / 分，体温36.5℃，SpO2 97 %（room air）．頭部CT，MRIが撮られたが，特に異常を指摘できなかった．

研修医M

「MRIではDWIも完全に正常で，TSI（transient symptoms with infarction）ではないようなので，純粋なTIAでいいと思います．あとは病型にあわせて治療すればいいんですよね．とりあえずアスピリン出して帰宅させればいいんですか？ クロピドグレルも出すんですか？ 以前ほかの先生は入院させていましたので，入院がいいんですか？ ABCD^{2}スコアは点数が2点と低いんですけどね」

脳梗塞・TIA の病型分類

脳梗塞やTSIではMRI・DWIでピカッと光るため，ある程度は病型分類しやすい．そもそもTIAはMRI・DWIで光ってはいけないから，病型分類はそう簡単ではないんだよねぇ．治療方針は病型分類によって変わってくるので，病型分類は結構大事であり，MRIを撮ったらおしまいではないということを研修医にはしっかり伝授しておきたい．

頭（MRI）＋首（内頸動脈）＋心臓＋αは調べよう！

1）TOAST 分類

有名なのはTOAST分類．① アテローム血栓性脳梗塞，② 心原性脳塞栓症（梗塞巣＞1.5 cm），③ ラクナ梗塞（梗塞巣＜1.5 cm），④ その他の原因による脳梗塞（動脈狭窄，凝固異常など），⑤ 原因不明の脳梗塞の5つに分類される．この分類はわかりやすいものの，複数所見があってもエイヤッと1つに特定しないといけないのが難点．また梗塞巣を1.5 cmの大きさで単純に仕分けられても実際はそんな安易に分類できないので，臨床上問題があった．

2）SSS-TOAST 分類

そこでTOAST分類の欠点を補ったSSS-TOAST分類が登場（表1）．梗塞巣のボーダーは2 cmに変えつつも，臨床・検査所見に重みづけ（evident, probable, possible）をした．確かにプラス，マイナスだけでは症状は語れないのが臨床だもの．また心原性脳塞栓症は心・大動脈原性脳塞栓症として，**大動脈からとんでくる塞栓も考慮する**ようになった．なかなか難しいけど胸骨上窩からエコーで大動脈弓をのぞき込む技術を磨かないといけないんだよ．その他の原因も詳細に記載がある．心血管手術，心血管処置，脳動脈解離，CADASIL，MELAS，Sneddon症候群，脳静脈洞血栓症，薬剤誘発脳梗塞，慢性動脈解離，線維筋性異形成，医原性，ヘパリン起因性血小板減少症type2，低心拍出量症候群，髄膜炎，片頭痛誘発脳梗塞，

表1　SSS-TOAST 分類

アテローム血栓性脳梗塞	50％以上の同側血管のアテローム狭窄病変（対側は脳梗塞なし），同側の血管に潰瘍や血栓があれば50％未満の狭窄でもよい（evident）同側血管に由来する直近1カ月のTIAや脳梗塞の先行（probable）
心・大動脈原性脳塞栓症	上行大動脈，大動脈弓近位の複合粥腫病変も含む（evident）全身塞栓症の所見（probable）
ラクナ梗塞	2 cm未満の梗塞巣（evident）過去1週間の典型的ラクナTIAの先行（probable）
その他の原因	心血管手術，心血管処置，脳動脈解離，CADASILなど具体的疾患を記載
原因不明	潜在性塞栓症，ほかの潜在性脳梗塞，検査不十分，複数病院受診など

・CADASIL：cerebral autosomal dominant arteriopathy with subcortical infarcts and leukoencephalopathy
　（皮質下梗塞と白質脳症を伴う常染色体優性脳動脈症）
・MELAS：mitochondrial myopathy, encephalopathy, lactic acidosis, and stroke-like episodes
　（ミトコンドリア脳筋症，乳酸アシドーシス，脳卒中様エピソード）
・RCVS：reversible cerebral vasoconstriction syndrome（可逆性脳血管攣縮症候群）
・TTP：thrombotic thrombocytopenic purpura（血栓性血小板減少性紫斑病）
・HUS：hemolytic uremic syndrome（溶血性尿毒症症候群）

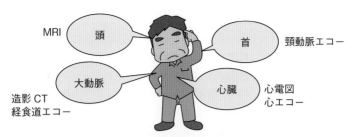

MRI 頭 首 頸動脈エコー

造影 CT
経食道エコー 大動脈 心臓 心電図
心エコー

MRI 撮ったらおしまい…ではない！

RCVS，TTP，HUSなど…これを確認することでニッチな疾患も見つけられるようになるかも
ネ．あ，むしろ頭が痛くなった？

3) ASCOD分類

　　ASCOD分類とはAtherosclerosis（動脈硬化性），Small vessel disease 小血管〔小血管（ラ
クナ）〕，Cardiac pathology（心原性），Other cause（その他の原因），Dissection（解離）の
頭文字をつなげたもの．ASCOD分類の特徴は所見に応じて重みづけを行い，各所見を残して
記載するという点で，直接の原因ではない**多くの情報も残されるので，併存病態もわかり後で
研究にも使える利点がある**．細かすぎて，さすがに神経が専門でない医師にとっては荷が重い
分類だけどねぇ．詳細は原著論文を参照のこと．

 ## 変わり種のTIA・脳梗塞

　　病型によって治療法が変わるが，基本心原性か，非心原性かで考えればいい．もちろん例外
もあるけどね．急性期TIA・脳梗塞をみたら，脳（MRI・DWI）のみならず，頸動脈エコー，
心電図（心房細動），心エコーも検索するのは必須だ．

　　原因不明のなかには前回・連載第204回（2020年11月号）で記述したESUS（embolic
stroke of undetermined source：塞栓源不明脳塞栓症）が含まれ，その多くは発作性心房細動
が推定される．卵円孔開存があり下肢静脈血栓を認める場合や，大動脈弓プラーク（可動性が
あるのはリスクが高い．可動性がない場合4 mm以上のプラークはリスクあり），左室機能低
下は抗凝固薬が有用．

　　TIA・脳梗塞と**同側**で50％以上の頭蓋内・頭蓋外の動脈狭窄は原因である可能性が高い．頭
蓋内・外動脈狭窄の評価は，エコー，CTA，MRA，血管造影で行う．大動脈弓アテロームの
評価は経食道エコーまたは造影CTで行う．でも胸骨上窩からエコーで見ることができると，
格好いい．

　　ちょっと変わったTIA・脳梗塞もあり，その場合治療法が変わるので，頭の片隅に常におい
て鑑別できるようにしておこう（表2）．抗血小板薬や抗凝固薬だけが治療とは限らないんだよ．

　　脳動脈の蛇行・延長・拡張を伴う複雑動脈瘤，血小板増多症，真性多血症，全身性エリテマ
トーデス，播種性血管内凝固症候群，抗リン脂質抗体症候群，Fabry病，髄膜炎，鎌状赤血球
症，高ホモシステイン血症，巨細胞性動脈炎，脳血管炎，もやもや病などニッチな疾患も脳梗
塞の原因になる．

　　なかでも大動脈解離だけは見逃したくない．こんなに口を酸っぱくして言っているのに，ホ

表2 ちょっと変わったTIA・脳梗塞

疾患	臨床症状	治療
心内膜炎	発熱，心雑音，細菌感染リスク	抗菌薬
動脈解離 （内頸動脈解離，椎骨動脈解離）	頸部痛，外傷の既往，くり返すTIAの際疑う	抗凝固薬（内頸動脈，椎骨動脈，中大脳動脈など）
大動脈解離	胸背部痛	降圧，手術
側頭動脈炎	側頭部圧痛，顎関節跛行	ステロイド

ントにもう，なんともはや（#°Д°），よく見逃されてしまうので，「大動脈解離は鑑別に思い浮かべなければ診断できない」と，かのDeBakey先生もおっしゃっていたではないか．脳梗塞を呈する大動脈解離の11～52％は胸痛を呈さないので，ドラマティックで劇的な発症様式（不穏の強い突然発症）の脳梗塞をみたら，大動脈解離も考えるべし（Mayo Clin Proc, 79：1252-1257, 2004／Gen Thorac Cardiovasc Surg, 66：439-445, 2018）．難しいのは間違いないけどね．

Check！文献

1) Adams HP Jr, et al：Classification of subtype of acute ischemic stroke. Definitions for use in a multicenter clinical trial. TOAST. Trial of Org 10172 in Acute Stroke Treatment. Stroke, 24：35-41, 1993（PMID：7678184）

↑TOAST分類．非常にわかりやすく簡便だが，評価者間での誤差が大きい．複数原因の場合分類できない．梗塞巣が1.5 cmで仕分けられ，分類に苦慮する症例が少なくない．

2) Ay H, et al：An evidence-based causative classification system for acute ischemic stroke. Ann Neurol, 58：688-697, 2005（PMID：16240340）

↑SSS-TOAST分類．前述TOAST分類を改善したもの．臨床・検査所見に重みづけ（evident, probable, possible）をして，その重みづけで病型を分類する．

3) Ay H, et al：A computerized algorithm for etiologic classification of ischemic stroke：the Causative Classification of Stroke System. Stroke, 38：2979-2984, 2007（PMID：17901381）

↑SSS-TOAST分類をコンピュータを使用しWEB上で判断できるようにした（https://ccs.mgh.harvard.edu/ccs_title.php）．評価者間一致率が0.86といい．

4) Amarenco P, et al：The ASCOD phenotyping of ischemic stroke（Updated ASCO Phenotyping）. Cerebrovasc Dis, 36：1-5, 2013（PMID：23899749）

↑ASCOD（atherosclerosis, small vessel disease, cardiac pathology, other cause, dissection）分類は所見に応じて重みづけを行い，各所見を残して記載する点が特徴的．診断根拠の強さの情報も残されるので，併存病態の評価もできる．

5) 星野岳郎：血栓を識る（前編）：脳梗塞と一過性脳虚血発作の病型分類．日本血栓止血学会誌，28：267-277, 2017

↑わかりやすい解説で，いい文献．

TIAは帰宅か，入院か，それが問題だ

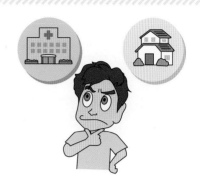

TIAで大事なのは必ずMRIでTSIを除外すること．**TSIは，症状は一過性であっても脳梗塞であり，再発リスクも高いので，入院して加療すべきだ**．ABCD^{2}スコアは2〜3点以下なら将来の脳梗塞のリスクは低いのかというと，そうでもないことがわかってきた．カナダのスタディでは1点以下じゃないと安全に除外できないとされている（CMAJ, 183：1137-1145, 2011）．前回のSBRではイギリスやオーストラリア，米国救急医学会もABCD^{2}スコアは点数が低くても安心できないので除外に使ってはいけないと，これでもかとエビデンスを提示したよね．もちろんABCD^{2}スコアが高い場合にはリスクが高いと考えて差し支えない．

TIAの治療は病型を考慮して，可及的すみやかに（現代語なら「なるはやで」♪）脳梗塞予防の治療を開始することに異論はない〔グレードA：脳卒中治療ガイドライン2015（追補2017）https://www.jsts.gr.jp/img/guideline2015_tuiho2017.pdf〕．**発症初日に治療した場合の予防効果のNNTは12と抜群にいい．通常は心原性なら抗凝固薬，その他なら抗血小板薬という選択になる**．血管因子が強ければ血管の治療だ．

TIAから脳梗塞への再発の多くは最初の2日が勝負なので，発症48時間以内の急性期のTIAは入院させた方が無難だ．一方，昨今の研究ではその質にばらつきがあるものの，症例を選べば，案外帰宅させても大丈夫という報告も多い．確かにMRI・DWIで陰性のTIAだと，脳梗塞再発例は結構稀だもの（TSIの1/20のリスク．Neuroimaging Clin N Am, 21：303-313, 2011）．**救急受診時にMRIが撮影できなかった場合はTSIが除外できていないので，入院適応**としよう．心原性の場合は再発時に重篤化しやすいので絶対入院がいい．

入院適応を表3に示す．これらにあてはまらなければ，**治療を開始して外来加療でも可能だ**．

表3　TIAの入院適応

・MRI・DWIがすぐ撮影できなかった場合（TSIが除外できていない）
・TIAをくり返す場合（1週間以内に複数回）
・抗凝固薬・抗血小板薬内服中のTIA発症
・バイタルサイン高度異常（血圧＞180/110 mmHg，降圧薬を注射した場合も含む）
・心房細動，その他塞栓をきたしうる心電図異常
・心雑音，人工弁，動脈解離
・同側の頸動脈狭窄（＞50％狭窄，不安定プラーク），頭蓋内動脈狭窄
・明らかな片麻痺や大脳皮質症状（塞栓の可能性が高い）
・妊婦
・ABCD^{2}スコア4点以上（ABCD^{2}スコアが低いだけでは安心とはいえない）
・外来通院困難患者
・基礎疾患のため入院が望ましい場合

しかしながら24時間以内に評価・追加検査が必要で，初日にできなかった検査（MRI，心電図，エコーなど）を施行しないといけない．「脳神経内科の予約がすぐとれそうにないから，○日後に来てくださいね」というのは御法度であり，必ず24時間以内に評価をすること．どの科で診察するかより，いかに早めのフォローアップをするかの方がより重要なのだ．

> **TIAは外来加療もできる**
> - 外来加療の適応は慎重にすべし
> - フォローアップは誰がするかより，いつ（24時間以内）するかの方が大事！
> - MRIでTSIを除外すべし．受診時にMRIがすぐできなければ入院

TIAの治療選択：心原性か非心原性か…それが問題だ

1）非心原性の場合

非心原性（ラクナ梗塞またはアテローム血栓性脳梗塞）ならアスピリンでなるべく早く治療開始する（初回160〜300 mg，続いて75〜150 mg/日を90日間．海外では初回300 mg，続いて75〜100 mg/日を90日間）．といってもCochraneによると，アスピリン投与による死亡や寝たきり抑制効果のNNTはたったの79なんだ．脳梗塞再発予防のNNTはたかだか143しかない．NNTが10を切るとその効果は素晴らしいといえるが，こんなに大きい数字では，大した効果は期待できない…とは言えアスピリンを処方しないより少しはましなので，さっさと処方しましょう．

おおよその薬剤の使い分けとして，NIHSS＞5点で血栓溶解療法や血栓除去術の適応がない場合はアスピリン単独で治療を開始する．NIHSS≦5点の軽症脳梗塞やTIAでは，DAPT療法（dual anti-platelet therapy：アスピリン＋クロピドグレル）が望ましい．アスピリン単独と比較するとわずかながらDAPT療法の方が脳梗塞再発が少ない．**DAPT療法をアスピリン単独と比較したNNTは28.6〜67**（CHANCE研究/POINT研究）．あくまでもDAPT療法は急性期に少し有用なものであって，**長期に使うものではなく**，21日間までとしておく方がいい（N Engl J Med, 382：1933-1941, 2020）．DAPT療法によって出血は増えないとしているが，1年を超えると出血合併症は増える．特に日本人は人種的に海外の人より出血しやすいと考えられているので，注意されたい．ABCD^{2}4点以上や再発をくり返すものなどリスクが高い場合はDAPT療法がいいかも．

クロピドグレルは一度代謝されないと効果を発揮せず，代謝の違いで白人では25％，アジア人では60％が効力を発揮しない．一方チカグレロルは代謝の影響を受けず，直接血小板のP2Y12受容体を拮抗して効果を発揮する利点がある．しかしながらチカグレロル＋アスピリンはアスピリン単独と比べ，脳梗塞発症予防はNNT 83と微妙によかったものの，身体機能は有意差なく，むしろ重大な出血が5倍も多く（0.5％ vs 0.1％），研究自体が中止されてしまった（N Engl J Med, 383：207-217, 2020）．日本ではチカグレロルは脳梗塞には適応を受けていないのでどうせ使えないけどね．

内頸動脈が70％以上狭窄していたら，頸動脈内膜剥離術が推奨される．50％未満は手術による恩恵は得られない．50〜69％は患者によるのでプロにお任せしましょう．

> **TIA が非心原性なら ER で治療開始せよ**
> ● アスピリン初回 160 〜 300 mg 経口→続いて 75 〜 100 mg/ 日を 90 日間
> ● アスピリンの脳梗塞予防の NNT は 143，死亡・寝たきり予防効果は NNT 79
> ● 可能なら DAPT 療法．アスピリンにクロピドグレルを 21 日間のみ加える
>   （初回 300 mg 経口→続いて 75 mg/ 日）．長期に投与するものではない
> ● DAPT 療法の脳梗塞予防の NNT は 28.6 〜 67

2）心原性：心房細動の場合

　基本的に心原性の TIA は入院適応となる．「2020 年改訂版不整脈薬物治療ガイドライン」も出ているので，それを参考に治療すればいい．非心原性の脳梗塞再発はここ 10 年で予後が改善されてきたが，心原性の脳梗塞の再発は目覚ましく改善しているとはいえず，いまだ発展途上の段階にあるんだ（Stroke, 51：2435-2444, 2020）．

　非弁膜症性心房細動で TIA になったら，その時点で CHADS2 スコア（表4）では 2 点となる．「じゃ，ワルファリンかぁ」と思ったら，なんとこのガイドラインでは CHADS2 スコア 1 点以上ですべての DOAC が「推奨」となり，ワルファリンは「考慮可」となった．弁膜症性心房細動ならワルファリンの適応だ．ワルファリン使用の場合，年齢によらず原則 INR 1.6 〜 2.6 にコントロールする．うぅ〜ん，もう DOAC の時代なのか！ でも，腎機能が悪いと DOAC は使えないんだよね．

　DOAC とワルファリンをメタ解析したところ，DOAC の方が脳梗塞や全身への塞栓症をワルファリンより 19 ％も減らしたというが，これは脳出血が少なかったことに起因する．脳梗塞予防に関してはそれほど大きな差はない（DOAC 3.1 ％ vs ワルファリン 3.8 ％）．

3）原因不明…本当は心原性？

　原因不明の脳梗塞で発作性心房細動を見つけたくてホルター心電図を行うが，なかなかそうは問屋が卸さない．ホルター心電図では心房細動検出率が 3.2 ％であったのに対して，携帯型心電計では 16.1 ％であったという（N Engl J Med, 370：2467-2477, 2014）．植込み型心電計も有用（N Engl J Med, 370：2478-2486, 2014）．2016 年から日本でも潜因性脳梗塞の診断（心房細動の検出）に植込み型心電計が保険適用になった．餅は餅屋，しっかり専門医でフォ

表4　CHADS2 スコア

C	congestive heart failure：心不全	1点
H	hyperetension：高血圧	1点
A	age：75 歳以上	1点
D	diabetes：糖尿病	1点
S2	stroke/TIA の既往	2点
ガイドラインでは 1 点以上で DOAC 推奨		

ローアップしてもらうほうがいい.

　ESUSに関しては，その多くは発作性心房細動が占めるものと考えられるため，抗凝固薬の方がいいかもと思えるが，それを支持するエビデンスは乏しい．リバーロキサバンとアスピリンの比較検討試験（NAVIGATE ESUS）では有効性は変わりなく，リバーロキサバンの方が出血が多かったため早期に試験は中止された（N Engl J Med, 378：2191-2201, 2018）．またダビガトランとアスピリンの比較検討試験（RE-SPECT ESUS）では，有効性も安全性も有意差が出なかった（N Engl J Med, 380：1906-1917, 2019）．**ESUSを疑ったなら，やっぱりアスピリンでいいようだ.**

　ESUS疑いなら，アスピリンでいい

4）その他の治療

　TIAや脳梗塞はあんな小さい錠剤だけで防げるはずもない．もちろん生活スタイルから全部仕切り直ししないといけない．脳梗塞・TIA予防のために指導すべきことを表5に示す.

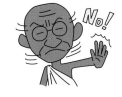

　甘いものばかり食べる子どもをもつ母親が食生活を変えるように指導してほしいとガンジーに頼んだ．するとガンジーは2週間後にもう一度来なさいと言った．2週間後，ガンジーはその子どもに向かって「甘いものを食べないようにしなさい」とだけ言った．2週間もかけたのに，そんな肩透かしな…と思った母親が尋ねたところ，ガンジーは「自分も甘いものが大好きで，人にやめさせるからには自分もやめないといけない」と思い，自分も2週間甘いものを断ったうえでの説教となったという．そう，賢明な皆さんはもうおわかりだろう．患者さんに生活習慣を指導するからには，自分も生活習慣を正さないと患者さんは聞く耳をもってくれないのだ…耳が痛い人，手をあげて！

　ウエスト／ヒップ比（W/H比）はウエスト周囲径をヒップ周囲径で割った値で内臓肥満を表す指標となる．W/H比が大きいと，リンゴ型肥満（腹部肥満）であり，生活習慣病をきたしやすい．男性は1.0以上，女性は0.9以上はリンゴ型なのでアウト！リンゴは好きだけど，体型は洋梨の方がいいのかもね.

表5　脳梗塞・TIA予防のための指導

生活スタイル	減量，禁煙，運動，節酒，精神社会的かかわり，食生活改善，ウエスト／ヒップ比
高血圧	血圧を140/90 mmHg以下に保つ．ハイリスク患者は120～130/80 mmHg以下にする
脂質代謝異常症	スタチン．LDL＜70～100 mg/dLに保つ
糖尿病	減量，食事指導，糖尿病治療
心血管疾患コントロール	心房細動，心筋梗塞，弁膜症（リウマチ性弁膜症，人工弁）

Check ! 文献

6) Chang BP, et al：Safety and Feasibility of a Rapid Outpatient Management Strategy for Transient Ischemic Attack and Minor Stroke：The Rapid Access Vascular Evaluation-Neurology（RAVEN）Approach. Ann Emerg Med, 74：562-571, 2019（PMID：31326206）

↑RAVEN研究．NIHSS ≦ 5点の軽症脳梗塞とTIAの患者162人を24時間以内に専門外来（Rapid Access Vascular Evaluation-Neurology：RAVEN）でフォローアップするように外来加療とした．19.1％（18/101人）が90日以内に再診入院となったが，死亡例はなく，血栓溶解療法や機械的血栓除去術を受けるような重症例はいなかった．対象となる患者は，頭部CT正常，救急で血栓溶解療法非施行，TIA複数回ではない，身体所見正常，心電図正常，血圧＜180/110 mmHg，降圧薬注射未使用，大きな血管狭窄（＞50％）なし，24時間以内にフォローアップ可能な者．

7) Rothwell PM, et al：Effect of urgent treatment of transient ischaemic attack and minor stroke on early recurrent stroke（EXPRESS study）：a prospective population-based sequential comparison. Lancet, 370：1432-1442, 2007（PMID：17928046）

↑必読文献．EXPRESS研究．TIAまたは軽症脳梗塞で外来加療対象になった591人について，早期介入前後で比較検討．TIA発症平均20日後に治療開始した群と，平均1日以内に治療を開始した群を比較すると，治療が遅い群は90日後脳梗塞発症は10.3％であったのに，早期加療介入群はたったの2.1％に減らせた．NNTは12とかなりいい．

8) Luengo-Fernandez R, et al：Effect of urgent treatment for transient ischaemic attack and minor stroke on disability and hospital costs（EXPRESS study）：a prospective population-based sequential comparison. Lancet Neurol, 8：235-243, 2009（PMID：19200786）

↑EXPRESS研究の追試．早期治療群では，致死的合併症やmRS＞2の脳梗塞発症を減らすことができ，再入院率や入院期間も減らせた．

9) Montassier E, et al：Results of an outpatient transient ischemic attack evaluation：a 90-day follow-up study. J Emerg Med, 44：970-975, 2013（PMID：23478183）

↑118人のとても小規模なフランスの研究．症状も身体所見も正常で，血液検査，心電図，CTで異常なしの62人をアスピリン投与して帰宅としたところ，90日以内に1名（1.7％）が脳梗塞になり，3名（5％）がTIAを再発した．ABCD^{2}スコア4点以上が9.7％だったが，3点以下でも2名が発症した．外来加療も安全と結論しているが，MRIも撮らないでTSIを見逃しているのではダメで，また入院した患者の再発率が記載されていないのでこの研究はイマイチ．

10) Chang BP, et al：Can I Send This Patient with Stroke Home? Strategies Managing Transient Ischemic Attack and Minor Stroke in the Emergency Department. J Emerg Med, 54：636-644, 2018（PMID：29321107）

↑必読文献．TIAおよび軽症脳梗塞のマネージメントのreview．この論文によるとTIAは2日以内に3.5～10％が脳梗塞になり，90日以内に17％が脳梗塞になるという．ABCD^{2}スコアは信頼性が低く，それのみで判断してはいけない．TIAや軽症脳梗塞への血栓溶解療法はリスクが高く推奨されない．しかしながら帰宅させるか入院させるかではいまだ議論の余地がある．症状の持続時間はよく引き合いに出されるが，あまり関係ないという（Stroke, 36：720-723, 2005）．

11) Edlow JA：Managing Patients With Transient Ischemic Attack. Ann Emerg Med, 71：409-415, 2018（PMID：28754355）

↑必読文献．どの科でフォローアップするかより，いつ（24時間以内）フォローアップするのかが重要と力説している．入院適応や検査など詳説しているので絶対読んでね．

12) Sandercock PA, et al：Oral antiplatelet therapy for acute ischaemic stroke. Cochrane Database Syst Rev：CD000029, 2014（PMID：24668137）

↑必読文献．8つの研究のメタ解析．TIAや脳梗塞発症48時間以内にアスピリンを160〜300 mg経口内服すると，死亡や寝たきり予防のNNTは79であった．30日以内の早期脳梗塞再発予防のNNTは143であった．6カ月以内の死亡（死因は問わない）のNNTは108．効果がないとは言わないが，案外大したことない効果なんだよね．頭蓋内出血のリスクはNNH 574，頭蓋以外の出血合併症のNNHは245であった．

13) Sandercock PA, et al：Anticoagulants for acute ischaemic stroke. Cochrane Database Syst Rev：CD000024, 2015（PMID：25764172）

↑非心原性の脳梗塞はここ10年で予防効果が進歩してきているが，心原性の脳梗塞の二次予防はそれほどいい結果が出ていない．さらなる研究が必要とのこと．

14) Johnston SC, et al：Clopidogrel and Aspirin in Acute Ischemic Stroke and High-Risk TIA. N Engl J Med, 379：215-225, 2018（PMID：29766750）

↑POINT研究．10カ国に及ぶ18歳以上のハイリスクTIA（ABCD^{2}スコア4点以上）と軽症脳梗塞患者（NIHSS ≦ 3点）合計4,881人に対して，クロピドグレル（初回600 mg続いて75 mg/日）＋アスピリン（50〜325 mg/日）投与群とアスピリン単独投与群を比較したところ，脳梗塞再発がクロピドグレル＋アスピリン群で5.0％，アスピリン単独群で6.5％であった（ハザード比0.75）．たった1.5％の差ではあるが，67人に1人はクロピドグレルも飲んでいたので脳梗塞再発を予防できたといえる（NNT 67）．脳梗塞の再発はほとんどTIA後1週間以内で起こっていた．薬を中断した人がクロピドグレル＋アスピリン群の29.6％，アスピリン単独群の27.5％もいたというからどう解釈したものか…．

15) Wang Y, et al：Johnston SC；CHANCE Investigators. Clopidogrel with aspirin in acute minor stroke or transient ischemic attack. N Engl J Med, 369：11-19, 2013（PMID：23803136）

↑中国のCHANCE研究．40歳以上の中国人でハイリスクTIA（ABCD^{2}スコア4点以上）と軽症脳梗塞患者（NIHSS ≦ 3点）合計5,170人に対して，24時間以内に治療介入した．クロピドグレル（初回300 mg，続いて75 mg/日）＋アスピリン（75 mg/日）投与群とアスピリン単独投与群を比較した．90日後脳梗塞再発率はクロピドグレル＋アスピリン群で8.2％，アスピリン単独群で11.7％．NNTは28.6．

16) Johnston SC, et al：Ticagrelor versus Aspirin in Acute Stroke or Transient Ischemic Attack. N Engl J Med, 375：35-43, 2016（PMID：27160892）

↑Socrates研究．33カ国に及ぶ40歳以上の非心原性の軽症脳梗塞（NIHSS ≦ 5点）とハイリスクTIA（ABCD^2 ≧ 4点，同側動脈狭窄 ≧ 50％，単独のしびれ・めまい・視野障害ではない）患者13,199人に対して24時間以内に治療開始し，チカグレロル（初回180 mg続いて90 mg 1日2回）群とアスピリン（初回300 mg続いて100 mg 1日2回）投与群に割り付けして比較検討した．チカグレロル群で6.7％，アスピリン群で7.5％に90日後脳梗塞再発や心筋梗塞，死亡を認めた（ハザード比0.89．NNH 125）．脳梗塞再発に限ると，チカグレロル群で5.8％，アスピリン群で6.7％であった（ハザード比0.87．NNH 111）．チカグレロルとアスピリンの差は微々たるもの．出血リスクは0.5％ vs 0.6％と大きな差はなしと報告されている．

17) Amarenco P, et al：Efficacy and safety of ticagrelor versus aspirin in acute stroke or transient ischaemic attack of atherosclerotic origin：a subgroup analysis of SOCRATES, a randomised, double-blind, controlled trial. Lancet Neurol, 16：301-310, 2017（PMID：28238711）

↑Socrates研究のサブ解析．同側動脈狭窄がある場合は，チカグレロル群で6.7％，アスピリン群で9.6％に90日後脳梗塞再発や心筋梗塞，死亡を認めた（ハザード比0.68．NNH 34.5）．しかし動脈狭窄がない場合は両群間で有意差なし（6.7％ vs 6.9％）．頭蓋内・頭蓋外の動脈硬化 ≧ 50％，大動脈弓の動揺性プラークはリスクが高いと心得よう．

18) Johnston SC, et al：Ticagrelor and Aspirin or Aspirin Alone in Acute Ischemic Stroke or TIA. N Engl J Med, 383：207-217, 2020（PMID：32668111）

　↑ THALES研究. 40歳以上の軽症〜中等症の脳梗塞（NIHSS ≦ 5点）とTIA患者11,016人に24時間以内に治療開始し，チカグレロル（初回180mg続いて90 mg1日2回）＋アスピリン（初回300〜325 mg続いて75〜100 mg/日）投与群とアスピリン単独投与群に割り付けして比較検討した. 30日後の脳梗塞再発率は，チカグレロル＋アスピリン群で5.0％，アスピリン単独群では6.3％であった（ハザード比0.79）. NNT 83なので大したことはない. 寝たきりになるような障害に関しては有意差なし. 重篤な出血は少ないものの，チカグレロル＋アスピリン群では0.5％，アスピリン単独群では0.1％とチカグレロル＋アスピリンの方が5倍も多く（NNH 250），研究自体が途中で中止されてしまった.

19) Ruff CT, et al：Comparison of the efficacy and safety of new oral anticoagulants with warfarin in patients with atrial fibrillation：a meta-analysis of randomised trials. Lancet, 383：955-962, 2014（PMID：24315724）

　↑ DOACとワルファリンを比較検討したメタ解析. DOACの方が脳卒中や全身塞栓症を19％も減らした（RR 0.81）. ただこれは脳出血が減ったというだけで，脳梗塞に関しては3.1％ vs 3.8％と微妙な差だけ. 脳出血の合併症はワルファリンに多く（RR 0.48），消化管出血はDOACに多かった（RR 1.25）.

20) Diener HC & Hankey GJ：Primary and Secondary Prevention of Ischemic Stroke and Cerebral Hemorrhage：JACC Focus Seminar. J Am Coll Cardiol, 75：1804-1818, 2020（PMID：32299593）

　↑ 必読文献. 脳梗塞は90％予防可能で10のリスクを回避すべき. 生活スタイル（禁煙，運動，精神社会的かかわり）・食生活の改善，アルコール，ウエスト/ヒップ比，高血圧，糖尿病，脂質代謝異常症，心血管疾患のコントロール. なかでも高血圧のコントロールは一番大事. 血管リスクが高くない限り，一次予防の抗血小板薬は意味がない（NNT 241, NNH 210）. 心房細動ならDOACを推奨.

Check！WEB

1) 日本循環器学会. 日本循環器学会/日本不整脈心電学会合同ガイドライン：2020年改訂版不整脈薬物治療ガイドライン
https://www.j-circ.or.jp/cms/wp-content/uploads/2020/01/JCS2020_Ono.pdf（2020年10月閲覧）

　↑ 必読文献. 心房細動患者はCHADS2スコア1点以上ですべてのDOACが「推奨」となり，ワルファリンは「考慮可」となった. CHADS2スコア0点ではその他のリスクとして「持続性・永続性心房細動」「腎機能障害」「低体重（≦ 50 kg）」「左房径（> 45 mm）」を新たに「DOAC・ワルファリン考慮可」とした.

No way！アソー！モジモジ君の言い訳　〜そんな言い訳聞き苦しいよ！ No more excuse！No way！アソー（Ass hole）！

× 「え？ 大動脈までみるんですか？ 検査しすぎじゃ…」
→動脈硬化が強い患者さんなので，大動脈プラークの評価も必要なんだよ. ホラ，プラプラしたプラークがあるでしょ.

× 「マスコットってゆるキャラかなんかですか？」
→マスコットじゃなくて，ASCOD分類だよ.

× 「TIAなんで,アスピリン内服して帰ってもらっていいっすか?」
→MRI・DWIまで撮影しよう.あ,これはTSIだね.リスクが高くて,帰宅させることはできないよ.

× 「TIAも今は全く症状もないですし,MRI・DWIも正常なので帰宅でいいですよね」
→血圧が結構高いので,もしかしたらMRI・DWIで映らない脳梗塞があるかもしれないよ.血圧が異常に高いときは用心して入院させよう.

× 「とりあえず,アスピリンとクロピドグレルを1錠ずつ出しておきますね」
→初回だけは投与量が多めなので注意しよう.

× 「心房細動があったので,ワルファリンですかね」
→ガイドラインではDOAC推奨になったんだよね.とはいえ入院が必要だから,入院主治医の指示に従ってもいいよ.エビデンスよりもチームワーク!(笑)

林 寛之(Hiroyuki Hayashi):福井大学医学部附属病院救急科・総合診療部

コロナ禍で政府はどんどん社会活動を活性化する方向に向かい,法律は2類感染相当としたままで,現場では非常に混乱が多い状態になっている.春には蔓延期に入った際の計画を提示していたのに,専門家集団の助言もなくずっと同じまま.学生さんはようやく現場に出てくることができて表情がよい.こういうときこそしっかり感染予防して,学生さんに現場の医療を教えた方がいい.基本自分の手を口にもっていく前にさえ手指消毒しておけばウイルスはもらわないのに,COVID-19が空中を飛んで口に入ると勘違いしている人がいかに多いことか.気管挿管と吸痰するとき以外はN95マスクはいらないのに,N95マスクの適正な使用を理解していない人が結構多い.過剰な感染予防対策も未来の世界から見れば笑い話になるのかも.早くコロナ禍が昔話になる日が来ることを願って.

1986	自治医科大学卒業		日本救急医学会専門医・指導医
1991	トロント総合病院救急部臨床研修		日本プライマリ・ケア連合学会認定指導医
1993	福井県医務薬務課所属 僻地医療		日本外傷学会専門医
1997	福井県立病院ER		Licentiate of Medical Council of Canada
2011	現職		

★後期研修医大募集中!気軽に見学にどうぞ!Facebook⇒福井大学救急部・総合診療部

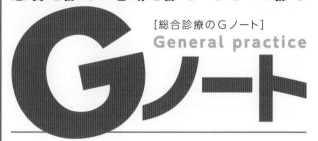
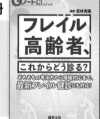

対岸の火事

研修医が知って得する日常診療のツボ

他山の石

中島 伸

他人の失敗を「対岸の火事」と笑い飛ばすもよし，「他山の石」と教訓にするのもよし．研修医時代は言うに及ばず，現在も臨床現場で悪戦苦闘している筆者が，自らの経験に基づいた日常診療のツボを語ります．

その231
手術上達のヒント（その1）

今回から数回に分けて，私がこれまで工夫してきた手術上達のヒントをお伝えしたいと思います．読者のなかには外科系には全く興味がないという人や手技の少ない診療科に行く先生もいるかもしれませんが，そのような人たちにも何らかの参考にはなることと思います．ちなみに今月号の特集は「外科研修」についてなので，そちらとも合わせて参考にしてもらえれば幸いです．

"マイ手術ビデオ"の編集

まずは手術ビデオの編集について述べましょう．ある日のこと．たまたま何人かの脳外科医たちとしゃべっていたときに，自分と彼らとの間で，かなり考え方が違っていることに気づかされました．

中 島 「僕は自分のやった手術のビデオを編集しているわけよ．全部じゃないけどな」

脳外科A 「そうなんですか」

中 島 「もたもたしている場面は全部カットして，終始スムーズに見えるようにして」

脳外科B 「なるほど」

中 島 「それで音楽も加えて」

脳外科C 「そ，そうなんですね」

中 島 「そうすると自分を讃えるビデオができあがるからな」

脳外科A 「えっ，自分を讃えるんですか」

中 島 「自分の世界に浸るだけやなくて，看護学校の授業で学生たちにも見せとるんや」

脳外科B 「へ，変態や！」

脳外科C 「ちょっと頭おかしいのと違いますか？」

中 島 「えっ？ おかしいかな．脳外科やっとる人は皆そういうモンと違うんか」

ＡＢＣ 「いやいやいや，僕らは違いますよ！」

なぜか全く話がかみ合わず，皆にドン引きされてしまいまいました．

脳外科のマイクロサージャリーでは，数時間に及ぶ手術全体がルーチンでビデオに録画されます．しかし，これを全部見直すとなると大変．そこで，私はGOM mix proというビデオ編集ソフトを使って5分程度のものに縮めています．5分以上になると，後で見るときに集中力が続きません．毎回，手術ごとの起承転結やポイントを意識して編集作業を行っており，結果としてよい振り返りになりました．

ただ，動画だけだとおもしろくないので必ず音楽を入れています．そうすると，自分が勇者となって巨大な敵に立ち向かったり，神秘の世界を冒険したりしているような気分になり，ただの動画でありながらも映画の主人公のように感情移入することができます．とはいえ音楽は4分3秒とか4分28秒とか，長さが決まっているので，ぴったりその時間にあわせてビデオを編集しなくてはなりません．動画を音楽に合わせるというのも本末転倒ですが，どうしてもそうなってしまいます．

こうやって編集済のビデオを作成してはストックしておくと，何かちょっと時間ができたときに見ることができます．「そこ，中途半端に切らずにもうちょっと奥まで切らんかい！」とか「危ない，危ない，ハサミの刃が当たりそうやがな！」とか，手術をしているときには気がつかなかったことがわかるとともに，数少ない症例でも多くの経験を積んだような効果があり，未来の手術のイメージトレーニングにもなります．

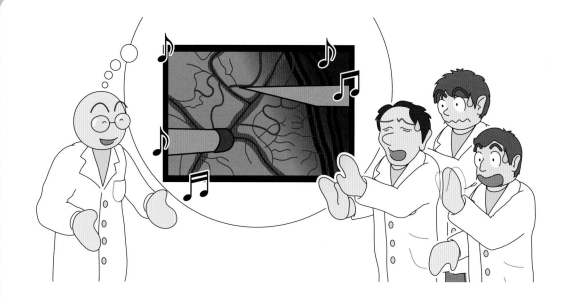

他人の手術ビデオで勉強する

　最近は他人様の行った手術のビデオも編集することがあります．今の世の中，ありとあらゆる媒体で手術ビデオを見ることができますが，それを自分用に編集して何度も勉強するとさらに価値があがります．注意すべき点は，やはりポイントを絞って短く編集すること，音楽を入れること，モニター自体の録画もありだということ，などかと思います．以下，思いつくまま順番に述べましょう．

　まずポイントを絞って短く編集することですが，いくら上手な人のビデオでも，続けてみることができるのはせいぜい5分までです．例えばSTA-MCA吻合術であれば，STA（superficial temporal artery：浅側頭動脈）の剥離，MCA（middle cerebral artery：中大脳動脈）の露出，端側吻合など，いくつかの段階があります．同じSTAの剥離でも術者によって個性があるので，その部分だけを抽出して1つのビデオにするとよいかと思います．かくしてちょうど5分弱の曲にあわせたビデオができるので，後で何度も見ることができます．実際，こうして編集したビデオを何度も見ると，使っている手術器械，剥離手順，手術操作の緩急など，見るたびに新たな発見があります．

　さらにおもしろいのは，同じように頸動脈を露出する手術でも専門によって違いがあることで，自分はモスキート鉗子とバイポーラで慎重に剥離しますが，モノポーラを多用する心臓外科医の手術動画を見ていると「こんなに大胆にやってもいいのか！」と感心させられます．

　また，どうやってビデオ編集ソフトにもっていくことができるのか見当のつかない動画もありますが，こういうときはモニターの画面そのものをスマホなどでビデオ撮影し，それを編集することで対応可能です．画質は多少劣化しますが，どうせ自分しか見ないので，これで十分！（このように，あくまで私的利用の範囲で行うべきでしょう．著作権の問題もありますから）

動画学習の展望

　今後の方向性ですが，いくつかの可能性が考えられます．1つは他領域医師の手術を見るということです．例えば，形成外科医とか耳鼻科医，はては獣医師の手術ビデオもたくさんありますが，基本は同じなのですごく参考になります．注意すべきは微妙な用語の違いです．例えば獣医師の動画に「ハシンキ」というのが何度も出てきましたが，これは「把針器」のことで，われわれが「持針器」と呼んでいるものでした．針を「把持」する器械なので，どち

らの漢字を用いるかの違いだけのようです.

また, 自分が詳しくない手術に入るときもあらかじめその手術のビデオを探し出して重要な部分だけ編集しておくと効果的な予習になります.

あとは他人に自分の手術ビデオを見てもらったことが何度もありますが, 自分では気づかなかったところを指摘してもらえるので, 無茶苦茶勉強になりました.

さらに, 自分の手術の出血場面ばかりを編集するというのも1つの方法です. 実際に作成してみて出血にもいくつかのパターンがあることに気づきました. 例えばくも膜を引っ張りすぎてarachnoid trabeculae (くも膜小柱) を脳実質から引き抜いてしまったとか, 結合織を切る操作のハサミの先端で血管を切ってしまったとかです. 二度と同じパターンの出血をさせないという気持ちをもたなくてはなりません.

ということで, 手術ビデオ編集を行って何度も見直すと, 手術技術そのものを向上させるということを述べました. 読者の皆様の参考になれば幸いです.

とりあえず1句

> 変態と　馬鹿にされても　あきらめず
> 　　　　　自分の信じる　道を究める

中島　伸
(国立病院機構大阪医療センター脳神経外科・総合診療科)

著者自己紹介：1984年大阪大学卒業.
脳神経外科・総合診療科のほかに麻酔科, 放射線科, 救急などを経験しました.

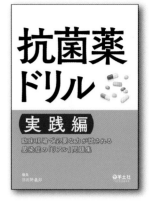
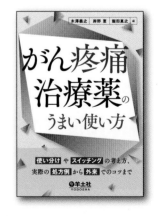

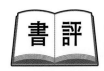

書評

BOOK REVIEW

抗菌薬ドリル　実践編
臨床現場で必要な力が試される
感染症の「リアル」問題集

編／羽田野義郎
定価（本体3,600円＋税），B5判，245頁，羊土社

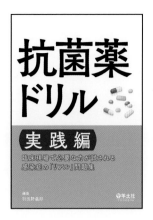

◆ コロナ禍で抗菌薬ドリル，すんのかい，せえへんのかい！？

　本書は名著"抗菌薬ドリル"の続編である．臨床現場で必ず遭遇する感染症疾患について，臨場感を味わいつつ問題集形式で学べる優れものである．

　本書を読めば，一般外来やER，入院中に高頻度で出会う感染症の"あるあるケース"を，優秀な指導医のもと擬似体験できる．例えば，急性上気道感染症，インフルエンザ，肺炎，尿路感染症，下痢症，腹腔内感染症，皮膚軟部組織感染症，敗血症，妊婦・授乳婦，免疫不全，SSI（手術部位感染症）などである．内科であろうが外科であろうが皮膚科であろうが遭遇しうる，"絶対外せない"最重要事項が，最新のエビデンスと執筆者の思い（と多少のクセ？）を散りばめつつ解説されている．これらは，研修医のうちに教わる必要があるように思うが，残念ながらすべての研修医に平等にそのチャンスがあるとは限らない．ここに，このドリルの存在意義がある．

　さて，今年度から初期研修医の一般外来研修が必須になった．2020年度版医師臨床研修指導ガイドラインには，一般外来診療において「頻度の高い症候・病態について，適切な臨床推論プロセスを経て診断・治療を行い，主な慢性疾患については継続診療ができる」ことが到達目標としてあげられており，「指導医がそばにいなくても，必要時には連絡が取れる状況下であれば，一般外来，病棟，初期救急，地域医療などの診療現場で，一人で診療しても対応可能なレベルまで診療能力を高めることが研修修了の要件である」と明言されている．

　そしてこのコロナ禍である．初期研修医がCOVID-19の診療にあたるべきか否かは賛否両論あるが，発熱疾患はコロナだけではなく，コロナが発熱をきたすとは限らない．つまり，すべての研修医が"ふと"コロナと対峙しうるのだ．そして，そこにコロナ以外の感染症が，当然のごとく相当数紛れ込む．だからこそ大切なのが，オーソドックスな感染症診療の思考プロセスなのだ．「新型コロナとそれ以外」のような発熱診療に陥ってはいけない．

　最後に，ドリルはみんなで解くことをお勧めする．密に集まりにくくなり勉強会が減った今，LINEなどで進捗状況を共有しながらドリルを進めていくのである．私が非常勤医として勤務する西和医療センターでも，時々遅れつつもみんなでなんとかこのドリルを進めている．そこで日常で悩むあれこれについて，ああだこうだ言いながら学んでいくのだ．さあ，コロナ禍で抗菌薬ドリル，すんのかい，せえへんのかい！？

（評者）北　和也（やわらぎクリニック）

クリニックで一緒に外来・往診してくださる医師を絶賛募集中です！
（kazuyakita1213@gmail.com）

◇◆◇ 「レジデントノート」取扱書店一覧 ◇◆◇

羊土社の既刊書籍やバックナンバーを店頭に備えております. どうぞご利用ください.

＜北海道＞

札幌	紀伊國屋書店　札幌本店	011-231-2131
	コーチャンフォー　美しが丘店	011-889-2000
	コーチャンフォー　札幌ミュンヘン大橋店	011-817-4000
	コーチャンフォー　新川通り店	011-769-4000
	札幌医科大学丸善大学書房	011-616-0057
	三省堂書店　札幌店	011-209-5600
	北海道大学生協　書籍部北部店	011-747-2182
	MARUZEN＆ジュンク堂書店　札幌店	011-223-1911
小樽	喜久屋書店　小樽店	0134-31-7077
函館	昭和書房	0138-54-3316
旭川	コーチャンフォー　旭川店	0166-76-4000
	ジュンク堂書店　旭川店	0166-26-1120
	ジュンク堂書店　旭川医科大学	0166-68-2773
北見	コーチャンフォー　北見店	0157-26-1122

＜東 北＞

青森	ジュンク堂書店　弘前中三店	0172-34-3131
	弘前大学生協　医学部店書籍部	0172-35-3275
岩手	エムズエクスポ　盛岡店	019-648-7100
	ジュンク堂書店　盛岡店	019-601-6161
	東山堂　北日本医学書センター	019-637-3831
	丸善　岩手医科大学矢巾売店	019-697-1651
	MORIOKA TSUTAYA	019-613-2588
宮城	アイエ書店	022-738-8670
	東北大学生協　星陵店書籍部	022-275-1093
	丸善仙台アエル店	022-264-0151
秋田	秋田大学生協　医学部店	0188-31-5806
	ジュンク堂書店　秋田店	018-884-1370
	西村書店　秋田MB	018-835-9611
山形	高陽堂書店	0236-31-6001
	山形大学生協　飯田店書籍部	0236-42-4590
福島	福島県立医科大学ブックセンター	0245-48-2533
	ジュンク堂書店　郡山店	024-927-0440

＜関 東＞

茨城	ACADEMIA　イーアスつくば店	029-868-7407
	丸善筑波大学医学学群売店	0298-58-0424
栃木	うさぎや　自治医大店	0285-44-7637
	大学書房　自治医大店	0285-44-8061
	大学書房　獨協医大店	0282-86-2850
	廣川書店　獨協医大店	0282-86-2960
群馬	紀伊國屋書店　前橋店	027-220-1830
	群馬大学生協　昭和店	027-233-9558
	戸田書店　高崎店	027-363-5110
	廣川書店　高崎本店	0273-22-4804
	廣川書店　前橋店	027-231-3077
埼玉	紀伊國屋書店　さいたま新都心店	048-600-0830
	三省堂ブックポート大宮	048-646-2600
	大学書房　大宮店	048-648-5643
	戸田書店　熊谷店	048-599-3232
	文光堂書店　埼玉医科大学店	0492-95-2170
千葉	紀伊國屋書店　流山おおたかの森店	04-7156-6111
	くまざわ書店　ペリエ千葉本店	043-202-2900
	三省堂書店　千葉そごうブックセンター	043-245-8331
	志学書店	043-224-7111
	志学書店　日本医科大店	0476-99-1170
	ジュンク堂書店　南船橋店	047-401-0330
	千葉大学生協　亥鼻店	043-222-4912
	丸善　津田沼店	0474-70-8313
神奈川	ACADEMIA　港北店	045-941-3320
	紀伊國屋書店　聖マリアンナ医大売店	044-977-8721
	紀伊國屋書店　横浜店	045-450-5901
	三省堂書店　新横浜店	045-478-5520
	ジュンク堂書店　藤沢店	0466-52-1211

	阪急ブックファースト　青葉台店	045-989-1781
	丸善　ラゾーナ川崎店	044-520-1869
	有隣堂　本店医学書センター	045-261-1231
	有隣堂　北里大学売店	0427-78-5201
	有隣堂　横浜西口医学書センター	045-311-6265
	横浜市立大学生協医学部福浦店	045-785-0601

＜東 京＞

千代田区	三省堂書店本店メディカルブックセンター	03-3233-3312
	三省堂書店有楽町店	03-3292-7653
	丸善　お茶の水店	03-3295-5581
	丸善　丸の内本店	03-5288-8881
中央区	丸善　日本橋店	03-3272-7211
	八重洲ブックセンター	03-3281-1811
港区	文永堂書店（慈恵医大内）	03-3431-5805
新宿区	紀伊國屋書店　新宿本店	03-3354-0131
	慶應義塾大学生協　信濃町店	03-3341-6355
	三省堂書店　女子医大店	03-3203-8346
	ブックファースト新宿店	03-5339-7611
文京区	東京医科歯科大学生協	03-3818-5232
	東京大学生協　本郷書籍部	03-3811-5481
	文光堂書店　本郷店	03-3815-3521
	文光堂書店　日医大店	03-3824-3322
品川区	医学堂書店	03-3783-9774
	昭和大学生協	03-3784-8268
大田区	稲垣書店	03-3766-0068
	丸善　東邦大学売店	03-5753-1466
世田谷区	紀伊國屋書店　玉川高島屋店	03-3709-2091
渋谷区	MARUZEN＆ジュンク堂書店　渋谷店	03-5456-2111
豊島区	三省堂書店　池袋本店	03-6864-8900
	ジュンク堂書店　池袋店	03-5956-6111
板橋区	文光堂書店　板橋日大店	03-3958-5224
	帝京ブックセンター	03-6912-4081
都下	オリオン書房ノルテ店	042-527-1231
	木内書店	0423-45-7616
	コーチャンフォー　若葉台店	042-350-2800
	文光堂　杏林大学医学部店	0422-48-0335
	ジュンク堂書店　吉祥寺店	0422-28-5333
	ジュンク堂書店　立川高島屋店	042-512-9910
	MARUZEN　多摩センター店	042-355-3220

＜甲信越・北陸＞

山梨	ジュンク堂書店　岡島甲府店	055-231-0606
	丸善山梨大学医学部購買部	055-220-4079
	明倫堂書店　甲府店	0552-74-4331
長野	信州大学生協松本書籍部	0263-37-2983
	平安堂　長野店	026-224-4545
	MARUZEN　松本店	0263-31-8171
	宮脇書店　松本店	0263-24-2435
	明倫堂書店	0263-35-4312
新潟	紀伊國屋書店　新潟店	025-241-5281
	考古堂書店	025-229-4050
	考古堂書店　新潟大学医学部店	025-223-6185
	ジュンク堂書店　新潟店	025-374-4411
	西村書店	025-223-2388
	新潟大学生協池原店	025-223-2565
	宮脇書店　長岡店	0258-31-3700
富山	紀伊國屋書店　富山店	076-491-7031
	中田図書販売　富山大学杉谷キャンパス売店	0764-34-0929
	中田図書販売　大泉本社	0764-21-0100
	Booksなかだ本店　専門書館	0764-92-1197
石川	うつのみや　金沢香林坊店	076-234-8111
	金沢大学生協　医学部店	076-264-0583
	金沢ビーンズ明文堂書店　金沢県庁前本店	076-239-4400
	紀伊國屋書店　金沢医大ブックセンター	076-286-1874
	前田書店	076-261-0055

福井	勝木書店　新二の宮店	0776-27-4678
	勝木書店　福井大学医学部店	0776-61-3300

＜東 海＞

岐阜	岐阜大学生協　医学部店	058-230-1164
	丸善　岐阜店	058-297-7008
静岡	ガリバー　浜松店	053-433-6632
	マルサン書店　仲見世店	0559-63-0350
	MARUZEN＆ジュンク堂書店　新静岡店	054-275-2777
	谷島屋　浜松医大売店	053-433-7837
	谷島屋　浜松本店	053-457-4165
愛知	大竹書店	052-262-3828
	三省堂書店　名古屋本店	052-566-6801
	名古屋市立大学生協　医学部店	052-852-7346
	名古屋大学生協　医学部店	052-731-6815
	丸善　愛知医大売店	052-264-4811
	MARUZEN　名古屋本店	052-238-0320
	丸善　藤田医科大学売店	0562-93-2582
三重	三重大学生協　BII店	0592-32-9531
	ワニコ書店	0592-31-3000

＜関 西＞

滋賀	大垣書店　フォレオ大津一里山店	077-547-1020
	滋賀医科大学生協	077-548-2134
京都	大垣書店　イオンモールKYOTO店	075-692-3331
	ガリバー　京都店	075-751-7151
	京都大学生協　南部ショップ	075-752-1686
	京都府立医科大学生協医学部店	075-251-5964
	神陵文庫　京都営業所	075-761-2181
	辻井書院	075-791-3863
	丸善　京都本店	075-253-1599
大阪	アゴラブックセンター	072-621-3727
	大阪市立大学生協　医学部店	06-6645-3641
	大阪大学生協　医学部店	06-6878-7062
	紀伊國屋書店　梅田本店	06-6372-5824
	紀伊國屋書店　近畿大学医学部ブックセンター	072-368-6190
	紀伊國屋書店　グランフロント大阪店	06-7730-8451
	ジュンク堂書店　大阪本店	06-4799-1090
	ジュンク堂書店　近鉄あべのハルカス店	06-6626-2151
	ジュンク堂書店　松坂屋高槻店	072-686-5300
	ジュンク堂書店　難波店	06-4396-4771
	神陵文庫　大阪支店	06-6223-5511
	神陵文庫　大阪医科大学店	0726-83-1161
	神陵文庫　大阪大学医学部病院店	06-6879-6581
	MARUZEN＆ジュンク堂書店　梅田店	06-6292-7383
	ワニコ書店　枚方店	072-841-5444
兵庫	紀伊國屋書店　兵庫医科大学売店	0798-45-6446
	神戸大学生協　医学部メディコ・アトリウム店	078-371-1435
	ジュンク堂書店　三宮店	078-392-1001
	ジュンク堂書店　姫路店	079-221-8280
	神陵文庫　本社	078-511-5551
奈良	奈良栗田書店	0744-24-3225
和歌山	神陵文庫　和歌山店	073-433-4751
	TSUTAYA WAY・ガーデンパーク　和歌山店	073-480-5900
	宮脇書店　ロイネット和歌山店	073-402-1472
	和歌山県立医科大学生協	0734-48-1161

＜中 国＞

鳥取	鳥取大学生協　医学部ショップ	0859-31-6030
島根	島根井上書店	0853-22-6577
	島根大学生協医学部店	0853-31-6322
岡山	岡山大学生協コジカショップ	086-235-7047
	喜久屋書店　倉敷店	086-430-5450
	神陵文庫　岡山営業所	086-223-8387
	泰山堂書店　川崎医大売店	086-462-2822
	泰山堂書店　鹿田本店	086-226-3211
	津山ブックセンター	0868-26-4047
	丸善　岡山シンフォニービル店	086-233-4640

広島	井上書店	082-254-5252
	紀伊國屋書店　広島店	082-225-3232
	紀伊国屋書店　ゆめタウン広島店	082-250-6100
	ジュンク堂書店　広島駅前店	082-568-3000
	神陵文庫　広島営業所	082-232-6007
	広島大学生協　霞店	082-257-5943
	フタバ図書　TERA広島府中店	082-561-0771
	フタバ図書　MEGA	082-830-0601
	MARUZEN　広島店	082-504-6210
山口	井上書店　宇部店	0836-34-3424
	山口大学生協　医心館ショップ	0836-22-5067

＜四 国＞

徳島	紀伊國屋書店　徳島店	088-602-1611
	久米書店	088-623-1334
	久米書店　徳島大前店	088-632-2663
	徳島大学生協　蔵本店	088-633-0691
香川	ジュンク堂書店　高松店	087-832-0170
	宮脇書店　本店	087-851-3733
	宮脇書店　香川大学医学部店	087-898-4654
	宮脇書店　総本店	087-823-3152
	宮脇書店　南本店	087-869-9361
愛媛	紀伊國屋書店　いよてつ高島屋店	089-932-0005
	ジュンク堂書店　松山店	089-915-0075
	新丸三書店	089-955-7381
	新丸三書店　愛媛大医学部店	089-964-1652
	宮脇書店　新居浜本店	0897-31-0586
高知	金高堂　本店	088-822-0161
	金高堂　高知大学医学部店	088-866-1461

＜九州・沖縄＞

福岡	井上書店　小倉店	093-533-5005
	喜久屋書店　小倉店	093-514-1400
	紀伊國屋書店　久留米店	0942-45-7170
	紀伊國屋書店　福岡本店	092-434-3100
	紀伊國屋書店　ゆめタウン博多店	092-643-6721
	九州神陵文庫　本社	092-641-5555
	九州神陵文庫　久留米大学医学部店	0942-34-8660
	九州神陵文庫　福岡大学医学部店	092-801-1011
	九州大学生協　医系書籍部	092-651-7134
	ジュンク堂書店　福岡店	092-738-3322
	白石書店　産業医科大学売店	093-693-8300
	ブックセンタークエスト小倉本店	093-522-3912
	MARUZEN　博多店	092-413-5401
佐賀	紀伊國屋書店　佐賀医大ブックセンター	0952-30-0652
	紀伊國屋書店　佐賀店	0952-36-8171
長崎	紀伊國屋書店　長崎店	095-811-4919
	長崎大学生協　医学部	095-849-7159
熊本	九州神陵文庫　熊本大学医学部病院店	096-373-5884
	金龍堂書店　まるぶん店	096-356-4733
	熊本大学生協　医学店	096-373-5433
	蔦屋書店　熊本三年坂店	096-212-9111
大分	九州神陵文庫　大分営業所	097-549-3133
	九州神陵文庫　大分大学医学部店	097-549-4881
	ジュンク堂書店　大分店	097-536-8181
	明林堂書店　大分本店	097-573-3400
宮崎	メディカル田中	0985-85-2976
鹿児島	鹿児島大学生協　桜ヶ丘店	099-265-4574
	紀伊國屋書店　鹿児島店	099-812-7000
	九州神陵文庫　鹿児島営業所	099-225-6668
	ジュンク堂書店　鹿児島店	099-216-8838
	ブックスミスミ　オプシア	099-813-7012
沖縄	琉球光和考文堂	098-945-5050
	ジュンク堂書店　那覇店	098-860-7175

プライマリケアと救急を中心とした総合誌

レジデントノート

定価（本体2,000円＋税）

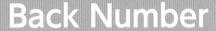
Back Number

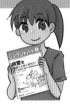

お買い忘れの号はありませんか？
すべての号がお役に立ちます！

2020年11月号（Vol.22 No.12）

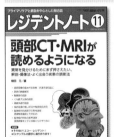

頭部CT・MRIが読めるようになる

異常を見分けるために
まず押さえたい、解剖・撮像法・
よく出会う疾患の読影法

編集／横田　元

2020年10月号（Vol.22 No.10）

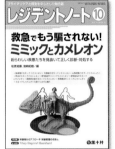

救急でもう騙されない！ミミックとカメレオン

紛らわしい疾患たちを見抜いて
正しく診断・対処する

編集／松原知康，宮崎紀樹

2020年9月号（Vol.22 No.9）

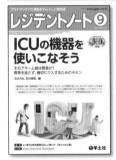

ICUの機器を使いこなそう

そのアラーム音は緊急か？
異常を逃さず、
適切に介入するためのキホン

編集／古川力丸，石川淳哉

2020年8月号（Vol.22 No.7）

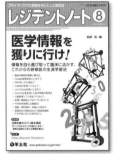

医学情報を獲りに行け！

情報を自ら選び取って臨床に活かす、
これからの研修医の生涯学習法

編集／舩越　拓

2020年7月号（Vol.22 No.6）

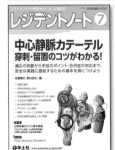

中心静脈カテーテル穿刺・留置のコツがわかる！

適応の判断から
手技のポイント・合併症の対応まで、
安全な実践に直結するための
基本を身につけよう

編集／野村岳志，佐藤暢夫

2020年6月号（Vol.22 No.4）

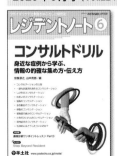

コンサルトドリル

身近な症例から学ぶ、
情報の的確な集め方・伝え方

編集／宗像源之，山中克郎

2020年5月号 (Vol.22 No.3)

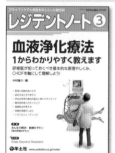

輸液ドリル
実践に役立つ基本がわかる問題集

編集／西﨑祐史

2020年4月号 (Vol.22 No.1)

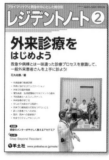

救急ドリル
症例ベースの問題集で身につける、
救急外来での思考回路と動き方

編集／坂本　壮

2020年3月号 (Vol.21 No.18)

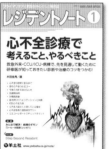

血液浄化療法
1からわかりやすく
教えます
研修医が知っておくべき
基本的な原理やしくみ、
CHDFを軸にして理解しよう！

編集／中村謙介

2020年2月号 (Vol.21 No.16)

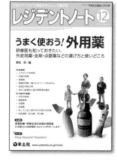

外来診療を
はじめよう
救急や病棟とは一味違った
診療プロセスを意識して、
一般外来患者さんを上手に診よう！

編集／石丸裕康

2020年1月号 (Vol.21 No.15)

心不全診療で
考えること、
やるべきこと
救急外来・CCU/ICU・病棟で、
先を見越して動くために
研修医が知っておきたい
診断や治療のコツをつかむ！

編集／木田圭亮

2019年12月号 (Vol.21 No.13)

うまく使おう！
外用薬
研修医も知っておきたい、
外皮用薬・坐剤・点眼薬などの
選び方と使いどころ

編集／原田　拓

以前の号はレジデントノートHPにてご覧ください ▶ www.yodosha.co.jp/rnote/

バックナンバーのご購入は，今すぐ！

● お近くの書店で：レジデントノート取扱書店
　（小社ホームページをご覧ください）

● ホームページから
　www.yodosha.co.jp/

● 小社へ直接お申し込み
　TEL　03-5282-1211 (営業)
　FAX　03-5282-1212

※ 年間定期購読もおすすめです！

レジデントノート　電子版 バックナンバー

現在市販されていない号を含む，
レジデントノート月刊 既刊誌の
創刊号～2016年度発行号までを，
電子版 (PDF) にて取り揃えております。

・購入後すぐに閲覧可能　・Windows/Macintosh/iOS/Android 対応

詳細はレジデントノートHPにてご覧ください

レジデントノート増刊

1つのテーマをより広くより深く

☐ 年6冊発行　☐ B5判

Vol.22 No.11　増刊（2020年10月発行）

がん患者の診かた・接し方
病棟・外来の最前線でできること

副作用・合併症・急性症状に対応する、
納得の緩和ケアを目指し、
家族とも適切に対話する

編集／山内照夫

☐ 定価（本体 4,700 円＋税）
☐ ISBN978-4-7581-1651-0

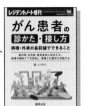

Vol.22 No.8　増刊（2020年8月発行）

日常診療の
質が上がる新常識

疾患、治療法、薬剤など
明日からの診療が変わる 21 項目

編集／仲里信彦

☐ 定価（本体 4,700 円＋税）
☐ ISBN978-4-7581-1648-0

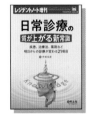

Vol.22 No.5　増刊（2020年6月発行）

改訂版
糖尿病薬・インスリン治療
基本と使い分け Update

新しい薬剤・デバイス・エビデンスも
理解し、ベストな血糖管理を！

編集／弘世貴久

☐ 定価（本体 4,700 円＋税）
☐ ISBN978-4-7581-1645-9

Vol.22 No.2　増刊（2020年4月発行）

画像診断ドリル

救急医と放射線科医が伝授する
適切なオーダーと読影法

編集／藪田 実，篠塚 健

☐ 定価（本体 4,700 円＋税）
☐ ISBN978-4-7581-1642-8

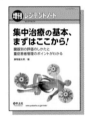

Vol.21 No.17　増刊（2020年2月発行）

骨折を救急で見逃さない！

難易度別の症例画像で
上がる診断力

著／小淵岳恒

☐ 定価（本体 4,700 円＋税）
☐ ISBN978-4-7581-1639-8

Vol.21 No.14　増刊（2019年12月発行）

集中治療の基本、
まずはここから！

臓器別の評価のしかたと
重症患者管理のポイントがわかる

編集／瀬尾龍太郎

☐ 定価（本体 4,700 円＋税）
☐ ISBN978-4-7581-1636-7

Vol.21 No.11　増刊（2019年10月発行）

臨床写真図鑑—コモンな疾患編
集まれ！よくみる疾患の注目所見

あらゆる科で役立つ、知識・経験・
着眼点をシェアする 81 症例

編集／忽那賢志

☐ 定価（本体 4,700 円＋税）
☐ ISBN978-4-7581-1633-6

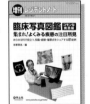

Vol.21 No.8　増刊（2019年8月発行）

ホスピタリスト直伝！
入院診療 虎の巻

"いつ""何をすべきか"がわかり、
内科急性期に強くなる！

編集／平岡栄治，江原 淳

☐ 定価（本体 4,700 円＋税）
☐ ISBN978-4-7581-1630-5

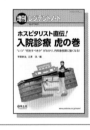

Vol.21 No.5　増刊（2019年6月発行）

同効薬、納得の使い分け

根拠からわかる！症例でわかる！

編集／片岡仁美

☐ 定価（本体 4,700 円＋税）
☐ ISBN978-4-7581-1627-5

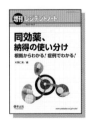

Vol.21 No.2　増刊（2019年4月発行）

心電図診断ドリル

波形のここに注目！

編集／森田 宏

☐ 定価（本体 4,700 円＋税）
☐ ISBN978-4-7581-1624-4

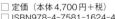

発行　**羊土社 YODOSHA**

〒 101-0052　東京都千代田区神田小川町2-5-1　TEL 03（5282）1211　FAX 03（5282）1212
E-mail：eigyo@yodosha.co.jp
URL：www.yodosha.co.jp/

ご注文は最寄りの書店，または小社営業部まで

レジデントノート

次号 **1** 月号 予告

（Vol.22 No.15） 2021 年 1 月 1 日発行

特　集

精神科研修 はじめの一歩 (仮題)

編集／西村勝治（東京女子医科大学 精神医学講座）

初期臨床研修制度の見直しが行われ，2020年度より精神科での研修が再必修化されました．これまでも「精神疾患への対応は敷居が高くて難しい」といった声を伺う機会がありましたが，皆さんは自信をもってせん妄や抑うつなどに向き合うことができていますか？
そこで1月号では，研修後の進路に関わらず，すべての初期研修医が病棟担当医として習得すべき医療面接や社会復帰支援といった基本事項から，代表的な精神疾患への対応までを幅広くご解説いただきます．

【総論】

1）精神科研修で学ぶべきこと ……………………………………………… 西村勝治

2）精神科面接の基本：患者さんとどう話す？ ………………………… 木村宏之

3）精神科における社会復帰支援 ………………………………………… 藤井千代

4）知っておきたい精神科リエゾンチーム……………………………… 竹内　崇

5）児童・思春期精神科の基本 …………………………………………… 新井　卓

【各論：研修医がよく出合う精神症状への対応】

6）もの忘れの診たてと対応…………………………… 髙崎恵美，品川俊一郎

7）せん妄の診たてと対応 ………………………………………… 井上真一郎

8）抑うつの診たてと対応 ……………………………………………… 奥山　徹

9）幻覚・妄想の診たてと対応 ……………………………… 清水裕介，船山道隆

10）依存・乱用の診たてと対応 ………………………………………… 小林桜児

連　載

● **よく使う日常治療薬の正しい使い方**
　　「レジデントが知っておきたい整腸剤・止痢剤の使い方」
　　……石井洋介（おうちの診療所目黒，秋葉原内科saveクリニック共同代表医師，日本うんこ学会会長）

その他

※タイトルはすべて仮題です．内容，執筆者は変更になることがございます．

レジデントノート購入のご案内

これからも臨床現場での「困った！」「知りたい！」に答えていきます！

年間定期購読 (送料無料)

● 通常号（月刊2,000円×12冊）
　‥‥‥‥‥‥ 定価 (本体24,000円＋税)

● 通常号＋増刊号
　（月刊2,000円×12冊＋増刊4,700円×6冊）
　‥‥‥‥‥‥ 定価 (本体52,200円＋税)

● 通常号＋ WEB版 ※1
　‥‥‥‥‥‥ 定価 (本体27,600円＋税)

● 通常号＋ WEB版 ※1 ＋増刊号
　‥‥‥‥‥‥ 定価 (本体55,800円＋税)

※1 WEB版は通常号のみのサービスとなります
※2 海外からのご購読は送料実費となります

便利でお得な
年間定期購読を
ぜひご利用ください！

✓送料無料※2
✓最新号がすぐ届く！
✓お好きな号から
　はじめられる！
✓WEB版で
　より手軽に！

下記でご購入いただけます

● お近くの書店で
　レジデントノート取扱書店（小社ホームページをご覧ください）

● ホームページから または 小社へ直接お申し込み
　www.yodosha.co.jp/
　TEL 03-5282-1211（営業）FAX 03-5282-1212

◆ 編集部より ◆

　レジデントノートで「外科」について扱うのは2013年1月の増刊号以来，実に8年弱ぶりのこととなります（新社会人だった私も小誌一筋9年目のベテラン？？？となりました）．外科研修の再必修化を受けて今回の企画を立ち上げましたが，編者の今村先生はじめ執筆陣の先生方にご指導いただくうち，外科研修の場で学ぶことの多さ・外科という枠組みでそれらを学ぶ意義を改めて感じました．ぜひ，研修で迷った際の味方として傍らに置いていただければと思います．　　　　　　（清水）

レジデントノート

Vol. 22　No. 13　2020〔通巻305号〕
2020年12月1日発行　第22巻　第13号
ISBN978-4-7581-1653-4

定価　本体2,000円＋税（送料実費別途）

年間購読料
　24,000円＋税（通常号12冊，送料弊社負担）
　52,200円＋税（通常号12冊，増刊6冊，送料弊社負担）
　　※海外からのご購読は送料実費となります
　　※価格は改定される場合があります

郵便振替　00130-3-38674

© YODOSHA CO., LTD. 2020
　Printed in Japan

発行人　　　一戸裕子

編集人　　　久本容子

副編集人　　保坂早苗

編集スタッフ　田中桃子，遠藤圭介，
　　　　　　　清水智子，伊藤　駿

広告営業・販売　松本崇敬，中村恭平，加藤　愛

発行所　　　株式会社 羊 土 社
　　　　　　〒101-0052　東京都千代田区神田小川町2-5-1
　　　　　　TEL 03(5282)1211／FAX 03(5282)1212
　　　　　　E-mail　eigyo@yodosha.co.jp
　　　　　　URL　www.yodosha.co.jp/

印刷所　　　三報社印刷株式会社

広告申込　　羊土社営業部までお問い合わせ下さい．

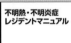

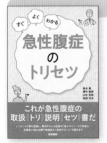

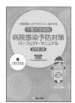
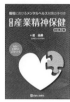
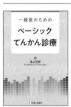
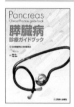
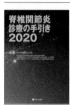
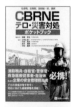
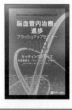

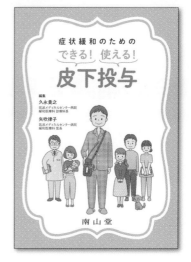
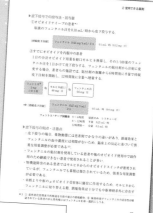
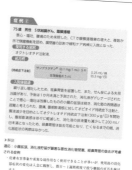

各研究分野を完全網羅した最新レビュー集

実験医学増刊号

年8冊発行［B5判］
定価（本体 5,400 円+税）

Vol.38 No.17（2020年10月発行）

新規の創薬モダリティ 細胞医薬
細胞を薬として使う、新たな時代の基礎研究と治療法開発

編集／河本 宏，辻 真博

最新刊!!

〈序〉　　　　　　　　　　　　　　　河本 宏，辻 真博
〈概論〉細胞を薬のように使う時代が来た　河本 宏，辻 真博

第1章　細胞療法の世界動向

〈1〉細胞医薬の歴史　　　　　　　　　　　　　河本 宏
〈2〉"細胞"モダリティの潮流と将来展望　　　　辻 真博
〈3〉米国NIHおよびCIRMのファンディング動向，世界のCAR-T
　　臨床開発動向の詳細解析　　　辻 真博，佐々木麻起子

第2章　最先端基盤技術の動向と展望

〈1〉造血幹細胞の培養技術　　　　　　河東堤子，山﨑 聡
〈2〉ゲノム編集技術CRISPR-Cas3とその遺伝子治療および
　　診断への応用　　　　藤井智明，吉見一人，真下知士
〈3〉安全で機能的なデザイン細胞医薬のための次世代遺伝子
　　導入技術　　　　　　　山﨑匡太郎，宮本人丸，香月康宏
〈4〉受容体シグナルの「デザイン」を評価するイメージング技術
　　　　　　　　　横須賀 忠，若松 英，西嶋 仁，竹原朋宏，
　　　　　　　　　　　　　西 航，塚本昌子，町山裕亮
〈5〉細胞医薬品に資する非破壊細胞評価技術　　太田禎生
〈6〉TCRレパトア解析を通じた抗腫瘍T細胞応答の解明
　　　　　　　　青木寛泰，七野成之，松島綱治，上羽悟史
〈7〉人工受容体技術を用いた細胞医薬のデザイン　戸田 聡
〈8〉細胞創生のための合成ゲノム技術とその応用
　　　　　　　　　　　　　　　　　高久春雄，野地博行
〈9〉エンハンサーを利用した細胞の制御　小西理予，河岡慎平

第3章　細胞療法の新しい戦略

I. 免疫細胞ベース

〈1〉固形がんを標的としたCAR-T療法の開発
　　　　　　　　　　　　　　　　　安達圭志，玉田耕治

〈2〉非自己のリンパ球を用いたがん免疫療法の開発　池田裕明
〈3〉遺伝子改変による養子免疫細胞療法の改良　　籠谷勇紀
〈4〉複合的免疫効果を発揮する人工アジュバントベクター細胞
　　の開発　　　　　　　　　　藤井眞一郎，清水佳奈子
〈5〉機能的リンパ組織オルガノイドの構築と応用
　　　　　　　　　　　　　　　　　小林由佳，渡邊 武
〈6〉安定で機能的な制御性T細胞の効率的作製法
　　　　　　　　　　　　　　　　　三上統久，坂口志文

II. 幹細胞ベース

〈7〉間葉系幹細胞による免疫制御　　吉川倫太郎，松崎有未
〈8〉iPS細胞技術を用いた汎用性T細胞製剤の開発
　　　　　　　　　　　　　　　　　河本 宏，増田喬子
〈9〉iPS細胞由来NKT細胞　　　　　青木孝浩，古関明彦
〈10〉免疫汎用性向上をめざしたHLA編集iPS細胞　堀田秋津
〈11〉HLA KO型ユニバーサルドナー細胞の作製　　山地 昇
〈12〉高機能血小板の大量培養法の開発
　　　　　　　　　　　　　　　　　杉本直志，江藤浩之
〈13〉I型IFN産生ミエロイド細胞を用いたがん免疫療法
　　　　　　　　　　　　　　　　　福田恭子，植村靖史

III. 微生物やナノ構造体の利用

〈14〉がん治療用デザイン細菌開発の動向と展望
　　　　　　　　　野村祥子，橋場（加藤）月，向井英史
〈15〉ファージテクノロジーと現代医療
　　　　　　　　　　　　　　　　　氣駕恒太朗，崔 龍洙

第4章　産業・法規制など社会実装

〈1〉わが国における細胞委託製造基盤の構築　　川真田 伸
〈2〉医療経済的観点からの国内外動向　　　　　中村輝郎
〈3〉細胞医薬の産業展開に向けた新しい知財戦略　森田 裕
〈4〉細胞医薬をとりまく規制の動向　　　　　　安井治代

発行　羊土社 YODOSHA
〒101-0052　東京都千代田区神田小川町2-5-1　　TEL 03(5282)1211　　FAX 03(5282)1212
E-mail：eigyo@yodosha.co.jp
URL：http://www.yodosha.co.jp/

ご注文は最寄りの書店，または小社営業部まで

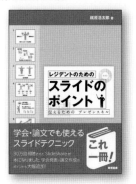
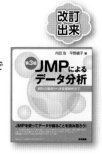

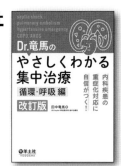

レジデントノート　12月号
掲載広告　INDEX

■ 企業

（株）油井コンサルティング …………… 表2

第一三共（株）………………………… 表4

メディカル・サイエンス・インターナショナル
……………………………………… 2488

医学書院………………………………… 後付1

診断と治療社…………………………… 後付2

南山堂…………………………………… 後付3

東京図書………………………………… 後付5

■ 病院

神戸徳洲会病院………………………… 2354

宇治徳洲会病院………………………… 2356

東京都福祉保健局保健政策部保健政策課
……………………………………… 2358

野崎徳洲会病院附属研究所………… 2366